本書即針對現代人自癒力退化，而提出了十二時辰的不同修護法則，是結合了經典性、知識性與完全實用的運作方式，讓您全身煥然一新！

十二時辰
養生指南

月望西樓　著

愛自己，從每時每刻做起

現在是晚上10點43分——亥時，窗外漸漸夜深人靜。每天十二個時辰循環一圈，我知道自己該入睡了。而我也一直習慣於在此時上床睡覺。今夜我縱容了自己。在十二時辰的歸屬時刻，我的思緒無法停歇。

朋友問：你的十二時辰養生究竟有沒有用？有多少人願意去了解十二時辰養生法？難道照著做了就能長生不老？

我笑著說：當你問這個問題的時候，就已經說明你希望對此有所了解。我所能做的只是呈現，而用處只有在用過之後才知道到底有沒有。我所期望的結果並不是爲了長生不老，是爲了健康，爲了讓我們懂得愛自己，愛自己的生命。

我們存在於這個大千世界，存在於神祕的自然界，每一天隨著太陽的升而動，隨著太陽的落而靜。

我們存在著，活著，也知道終有一日我們會老去，甚至會死去，消失在這個世界。從此便沒了自己。

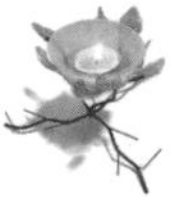

這是規律，自然界的輪迴。

有時，我們會嘮叨兩句，「活著可眞累，還不如死了算了，一了百了。」但是，我相信，沒有人眞的願意就這樣輕易地摒棄呼吸。眞正期望好好活著的人，更想如何才能與歲月相爭，爲自己留住健康，留住容顏，留住生命。

我們無法抗拒生命的開始與結束。但，我們可以延長開始與結束之間的距離，我們可以讓這樣的生命旅程更加健康，可以用微笑讓生命無悔於結束。

活著，不應該只是簡單的生命體，它是被動的，我們可以做主動的改造者。

而你，願意如何來改變你的生命品質呢？不要說：養生是騙人的；也不要說：養生，只是富人的專屬；更不要說：養生，還早，等以後吧！

養生，其實就是養護生命。而這點對男女老少都是同樣重要的，並非是富的才養生或老的才需要……無論你是誰，無論你眼前風景如何，至少我們不應該放棄的是對自己的關愛，更不該無視這僅此一次的生命的存在。

那麼，養生該從何時開始呢？

如果一天是一生的縮影，一時辰則是一天的縮影。就從當下你所處的時辰開始吧！子、丑、寅、卯、辰、巳、午、未、申、酉、戌、亥，一天一圈，對養生而言，這個圈不是封閉的，每一個時辰都可以開始你的健康之行，終點不在時辰，而在生命的結束。

我們與時間同行，這裡，我給您講述的只是同行時，如何與它進行最好的呼應與對話。子時入睡，丑時保肝，寅時深睡，卯時起身……這些簡單的生活習慣，你有做到多少呢？

最簡單的，往往是最容易被忽略的；如果，你曾經一度遺忘，就從此刻起將它拾起吧，彌補從不晚，愛自己如何能忘；如果，您期望延續愛，就將這些與時辰有關的養生法告訴您的家人、朋友，這是大愛。希望每一個人都有愛，愛自己，愛他人，一起與時間相融，向歲月尋找健康。

CONTENTS

丑時

雞鳴，又名荒雞：十二時辰的第二個時辰。凌晨一時至三時。

寅時

平旦，又稱黎明、早晨、日旦等。是夜與日的交替之際。凌晨三時至五時。

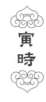

卯時

日出，又名日始、破曉、旭日等。指太陽剛剛露臉，冉冉初升的那段時間。凌晨五時至七時。

辰時

食時，又名早食等。古人「朝食」之時也就是吃早飯時間。上午七時至九時。

巳時

隅中，又名日禺等。臨近中午的時候稱爲隅中。上午九時至十一時。

午時

日中，又名日正、中午等。上午十一時至下午一時。

未時

日昳，又名日跌、日央等。太陽偏西爲日跌。下午一時至下午三時。

申時

哺時，又名日鋪、夕食等。下午三時至下午五時。

酉時

日入，又名日落、日沉、傍晚。意爲太陽落山的時候。下午五時至晚上七時。

戌時

黃昏，又名日夕、日暮、日晚等：此時太陽已經落山，天將黑未黑。天地昏黃，萬物朦朧，故稱黃昏。晚上七時至晚上九時。

亥時

人定，又名定昏等：此時夜色已深，人們也已經停止活動，安歇睡眠了。人定也就是人靜。晚上九時至晚上十一時。

子時

夜半，又名子夜、中夜。十二時辰的第一個時辰。晚上十一時至凌晨一時。

1 晚不熬夜，睡子時前

子時入睡，養陽護膽

現在人們都用小時來計時，大家可能對子時是什麼時候並不清楚。古時候，人們把一晝夜平分爲十二段，每段叫做一個時辰，合現在的兩個小時，子時就是23時～1時。古人非常重視子時這個時辰，強調子時一定要睡覺。

爲什麼要強調子時要睡覺呢？中醫認爲，人有十二正經對應不同臟腑。隨著時辰的變化，不同的經氣有盛有衰。子時是膽經最旺的時辰，膽，爲少陽經，又稱小陽，即陽氣生發的開始。《黃帝內經》中說：「凡十一臟皆取於膽。」也就是說，其他十一臟功能的發揮，都取決於膽的少陽之氣。

因此，善養生者應從陽氣初生之時對其養護，子時最好的養生方法就是睡覺，子時入睡可養一身之陽氣，又是膽經保養的最好之時，起到事半功倍的效果。第二天晨醒後，頭腦清新、氣色紅潤，工作起來精神抖擻。

但現代人由於種種原因，在子時上床睡覺的人很少。如果失掉子時的睡眠，就會消耗膽氣，造成陰陽顛倒，久而久之，就會損害健康。抑鬱症就是一種非常嚴重的情況，中醫稱之為「怯症」。長期熬夜就會慢慢地出現失眠、焦躁、易怒、健忘等精神狀況，若再摻雜一些生活和工作的不良情緒，就會將生活細節中的痛苦誇大，引發抑鬱症。

即使沒有出現這種情況，對於愛美的女士來說，也可能衰老十年，經常熬夜會影響內分泌代謝不完全，使皮膚水分流失，導致皮膚乾燥、暗淡，產生皺紋、黑眼圈，以及痤瘡等。如果你不想年紀輕輕地，就用厚厚的化妝品來掩飾蒼老的容顏，一定要記得子時之前上床睡覺。

此外，經常熬夜會導致免疫力下降，免疫力一旦下降，隨之而來的就是疾病，感冒、發燒、過敏、腸胃疾病等，都會統統來報到。

所以，奉勸人們一定要利用好子時的睡眠，哪怕你再忙，即使一天睡4個小時，對我們的身體也不會帶來致命的影響，而失掉子時的睡眠，即使你睡到第二天中午，也會感到頭昏腦脹。

不覓仙方覓睡方

熬夜很傷身體，不到萬不得已千萬不要熬夜，一定要在子時之前上床睡覺。子時睡好覺，渾身抖擻，比你事後補睡幾個小時都要管用。話雖這樣說，但熬夜的依然大有人在。眞是說起來容易，做起來難呀！

如今社會競爭如此激烈，要想占得先機，就必須比別人付出得更多，晚上夜深人靜，別人都在休息的時候，「奔奔族」（奔來奔去的忙人）們還在爲自己的事業打拼。事業雖重要，但健康價更高，即使熬夜，也要想辦法降低熬夜帶給身體的傷害。下面就給熬夜族的幾個妙招。

●中午見縫插針補睡眠

如果你昨天熬夜了，今天中午無論如何都要再小睡一會兒，哪怕是半個小時，效果都非常不錯，據說：午休半小時可抵晚間睡眠一個小時。午睡過後，你可能還會覺得不太舒服，頭部昏昏沉沉的，這時不妨敲敲頭頂上的百會穴，以緩解頭痛，振奮精神。還有就是，今天晚上睡覺的時間一定要比以往提前一點，這樣才能補回睡眠。

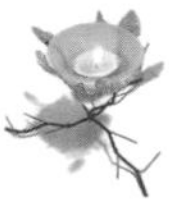

● 補充維生素B和C

熬夜的人應該補充一些維生素，維生素B群，如胡蘿蔔，它能保護腦細胞，迅速恢復精神和體力；維生素C，熬夜後，皮膚中的水分、養分會流失不少，可多補充含維生素C或膠原蛋白的食物，有利於皮膚恢復彈性和光澤，還能防止黑眼圈的出現；綠茶素，可消除體內多餘的自由基，幫助脂肪代謝。

● 適量的運動

熬夜後，人們會感覺背部和脖子僵硬、腿腳酸疼，如果不鬆弛背部、改善全身的血液循環，身體的活動神經很難清醒過來。所以，即使熬夜，也不要急著上床補覺，補覺並不在這一時，不妨伸伸胳膊，做做健身操，然後再去睡覺，而且經過這麼一運動，也將更有利於入睡。

● 莫忘護理皮膚

這點愛美的女士一定要牢記。通常皮膚從晚上10點到11點之間進入保養狀態，在這段時間裡，最好徹底清潔皮膚，然後塗抹上乳液，這樣，即使皮膚不能正常入眠，也能得到養分與水分的補充，否則，就會加速皮膚老化。

睡少會生病，貪睡更疲勞

與現代年輕人喜歡晚睡相比，老年人的睡眠明顯偏多。大家都知道，睡太少人就會生病，但卻很多人不知道，睡得太多同樣也不好。

●閉門貪睡易感冒

臥室中早晨空氣最污濁，空氣中含有大量細菌、病毒、二氧化碳和塵埃。長期閉門貪睡的人，經常呼吸臥室內污濁的空氣，就容易出現感冒、咳嗽等症狀。

●老人貪睡易患病

老年人血液黏稠度較高，睡眠時間過長會使血液黏稠度增加，易誘發中風等腦血管疾病。此外，睡眠時間太長，也有可能誘發糖尿病。研究發現，如果睡眠時間超過8小時，患糖尿病的風險就會大大增加。

●貪睡影響心臟健康

人在活動的時候，心跳加快、心肌收縮力加強，休息時心臟則處於休息狀態，心跳、收縮力下降。如睡眠過多，就會破壞心臟休息和運動的規律，不利於心臟健康。就好比人不經常運動，一旦稍微運動一下，就會受不了，心臟也是同樣的道理。

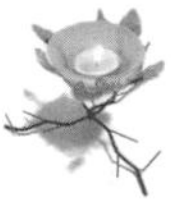

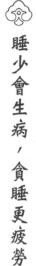

●貪睡更加疲勞

經過一夜的休息，肌肉和關節會變得鬆弛，醒後進行適量的活動能使肌張力增加，也能使肌肉血液供應增加，使骨骼、肌肉組織處於修復狀態，並消除堆積在肌肉中的代謝產物，有利於肌肉組織恢復運動狀態。

而貪睡的人，肌肉組織錯過了活動良機，起床後會感到渾身無力。同時，睡懶覺使人的睡眠中樞長期處於亢奮狀態，而其他神經中樞受抑制的時間過長，恢復活動的功能也會變得遲緩，因而會感到終日昏昏沉沉、精神不振。

睡少了不好，睡多了又不健康，那麼，人一天之中究竟睡多長時間才好呢？不同年齡段的人，睡眠時間也是不同的。

一般來說，新生兒除了吃奶和換尿布外，其餘時間好像都在睡覺，每天大概可以睡個18～22小時。

1～2歲的兒童每天睡13～14小時。

2～4歲的兒童每天睡12小時。

4～7歲的兒童每天睡11小時。

7～15歲的兒童每天睡9～10小時。

15～20歲的青少年每天睡8～9小時。

成年人每天睡8小時左右。

老年人約睡5～6小時。

女性比男性的睡眠時間相對要多一些。

健康小常識

任何女人都渴望自己擁有苗條的身段，所以，關於如何減肥就成為女人們共同關心的話題，不少愛美的ＭＭ，認為熬夜是可以減肥的，這其實是一個瘦身誤區（錯誤的觀念）。

通過熬夜或許能夠在一小段時間內讓你的體重下降幾公斤，但熬夜能讓你的內分泌混亂，從而引發內分泌失調肥胖症，你反而會因此變得更肥。不僅如此，長期熬夜，還會使神經始終處在一種緊張和焦慮的狀態之中，這種緊張和焦慮必然會使自己頭昏腦脹，而且極易引起頭痛。緊張和焦慮也必然使自己無法集中精力去做任何事情，從而影響到工作和學習。

所以說，為了減肥去熬夜，而犧牲了健康，是非常不值得的，每個女人都應該愛惜自己的身體，在擁有健康的前提下，科學減肥。

2 子時吃夜宵，影響睡眠

夜宵，載不動美夢

在仲夏之夜，皓月當空，清風拂面時，有人不願辜負這良辰美景，與朋友一同沐浴晚風，在夜宵中總留有絲絲愜意；還有人是這浮華背後不滅的燈火，夜闌深處穿梭的精靈，不知疲倦，只爲尋找茫茫城市中最亮的一盞燈。當回到安身之處，早已是深夜時，還可以安慰自己的是那臨睡前的美妙夜宵。

子時，夜宵之後，只想立即與美夢深情相擁。然而，在膽經當令的子時，已是陰氣末尾，陽氣初升，殊不知，那些用來安慰的夜宵會慢慢侵害你的膽。夜宵，承載不了你的美夢，自以爲的安慰，其實暗藏著不爲所知的傷害，著實需要了解並認清。

美食總是令人愉快的，在進餐後的4～5小時，身體將迎來排鈣的高峰期。想想：子時夜宵之後，當排鈣高峰期到來時，我們已上床入睡，尿液便會瀦留在輸尿管、膀胱、尿道等尿路中，根本無法及時排出體外，其結果會怎麼樣呢？

不言而喻，必然是導致尿中鈣不斷增加，容易沉積下來形成小晶體，久而久之，再逐漸擴大，也就形成了結石。

作爲犒勞自我的夜宵，總是豐富無比，可也暴露出了另外一個問題，這營養該如何消耗？那些吃進去的的肉、蛋、奶等高蛋白食品，在一個時間同時攝入那麼多蛋白質，怎麼可能完全被消化吸收。

當人體吸收不了時，它們該去哪裡呢？只能滯留在腸道中，變質，然後產生一系列毒素：氨、吲哚、硫化氫等，它們不停地刺激腸壁，從而誘發癌症。

此外，長期與高脂肪、高蛋白的夜宵相伴，很容易使你體內血脂突然升高。人體的血液在夜間若總是維持高脂肪含量，會導致肝臟合成的血膽固醇明顯增多，還會刺激肝臟製造更多的低密度脂蛋白。而運載過多的膽固醇到動脈壁堆積起來，也可誘發動脈粥樣硬化和冠心病等等。

同時，由於長期夜宵過飽，會反覆刺激胰島，令胰島素分泌增加，時間一長，便造成分泌胰島素的β細胞功能減退，甚至是提前衰退，而引發糖尿病。

退一步講，即使不說會誘發的這些病魔，單單過飽就會使你的胃脹鼓，對周圍器官造成壓迫。胃、腸、肝、膽、胰臟等器官在餐後的緊張工作，就會傳送資訊給大腦，引起大腦活躍，同時還擴散到大腦皮層其他部位，這意味著你將無法安心入睡，容易失眠。

這些子時夜宵潛在的危機是不是很可怕？如此的夜宵，難道你還能安然入睡，去完成睡眠中的美夢？恐怕噩夢已悄悄現身了。

子時夜宵，載不動你的美夢。根本不吃或是少吃，才是健康的法則。如果你晚上確實需要補充營養，那麼碳水化合物，就是澱粉和糖類應該是最佳的選擇。因爲這類食品會間接地改善大腦的化學反應，令身體分泌胰島素，發揮出鎮靜安神的作用，對失眠者比較有好處。

夜貓子，夜宵健康行

現代人的生活節奏不斷加快，除了一些朝九晚五的上班族以外，還有一些「拼命三郎」正在利用晚上的時間工作。這些「夜貓子」到了凌晨，往往是「饑寒交迫」的苦難時刻，這時，不吃點東西怎麼受得了啊，補充能量是非常必要的！

如果不得不吃，那就必須在怎樣吃上動腦筋。那麼，「夜貓子」們該如何選擇夜宵種類呢？怎麼吃才比較好而且又健康呢？

● 粥品——健康夜宵首選

作爲不得不吃的夜宵而言，清淡的粥品可謂是上上之選。粥中的澱粉能夠充分地與水分結合，既提供熱能，又不乏大量水分，並且味道鮮美、潤喉易食，它不但易於吸收，而且也有很好的補身效果。關於這一點，咱們的先人早就意識到了。在《本草綱目》中，曾這樣讚譽粥品「極柔膩，與腸胃相得，最爲飲食之妙訣也」。

而著名的南宋詩人陸遊，也有一首《食粥》詩：「世人個個學長年，不悟長年在目前。我得宛丘平易法，只將食粥致神仙。」用當今的話來說，陸遊就是一位典型的夜貓子，他經常看書熬至深夜，而他應對饑餓的辦法就是來碗山藥粥。

這粥是如何製作的呢？很簡單。取新鮮山藥100克，洗淨切片，然後與粳米（白米）150克煮粥就可。大有補脾益氣、補虛益精的功效。當然，由於各人的喜好不同，也可以選擇自己喜歡的粥類。

此外，吃點八寶粥也是不錯的選擇，八寶粥的主要原料是穀類，常用的有粳米、糯米和薏米，然後在粥中加入紅棗、豆類、核桃等一同精心熬製。這些原材料基本上都具有補中益氣、滋補身體的功效，常吃可以潤肺和喘，養神清熱，對於調養腸胃，緩解工作壓力都大有好處，很適合「夜貓子」們食用。

不過，還需要提醒「夜貓子」們的是，爲了健康，喝粥的時間要盡可能提早，以晚上20時～21時爲最佳，這樣等到子時23時，消化得也就差不多，就不會影響到膽氣的生發了。

●粵式點心不宜搭配茶類飲料

粵式點心在夜宵陣營裡可是當之無愧的領軍人物，有很多人在晚上總會到茶樓去吃夜茶，蝦餃、叉燒包、燒賣、鳳爪、腸粉……面對這些食物，你可不要貪吃。要根據自己的喜好和身體狀況，酌情選擇適合自己的點心。

太甜的餡料有可能會讓你的能量過剩，而夜間吃油炸食品也不是什麼好主意。另外，吃點心時飲料的選擇也有講究，應該儘量避免包括涼茶在內的茶類飲料，不妨可以多喝些果汁、礦泉水等等。

●空腹不可吃甜品

除了點心之外，口感爽滑、滋味甜美的甜湯，以及各種製法的奶品，是很多追求生活品質的人士的最愛。

可是，你若是空腹吃甜品，會導致胃酸過多，令胃部不適。因此，建議最好在吃完晚餐，或者其他夜宵以後再來吃甜品，這樣可以減少脂肪的積累，糖類也才不會迅速地轉化爲破壞體型的罪魁禍首。

●糖水以冰糖代蔗糖

喝湯水或是甜湯時，儘量不要加糖，若你就喜歡甜味，非加不可，還是以冰糖代替蔗糖吧，這樣可大大降低熱量。要是想喝直接從外面買來的糖水（各類飲品），可以另外加點水，以稀釋糖分甜度。

另外，糖水裡面就不要再添加過多的湯圓等配料了，這會造成熱量過剩，即使在冬季，宵夜能充饑、禦寒就好，大可不必吃得太過豐盛哦！或者可以加一些桂圓、枸杞、紅棗等養生藥材，這對健康來說都是不錯的。

對「夜貓子」們而言，吃夜宵應不單單是爲了滿足味蕾、消除饑餓，還應該是養身的選擇，彌補體力、腦力的透支。這時，選擇什麼樣的夜宵就顯得非常重要了。正確的選擇就是讓我們養成一種良好的生活習慣，這會比吃名貴的保健品更爲有效。

瘦身男女，夜宵有理

上班族一般因爲工作的關係，可能都有吃夜宵的習慣，對於夜宵的取捨，有很多愛美的女性往往是顧慮重重，晚上工作的太晚想吃又怕發胖。其實，只要注意營養搭配，不暴飲暴食，吃夜宵對體型一般不會造成影響。而且，吃對了夜宵，不但不會發胖，還可起到瘦身的功效呢！

由於人體的胃除了消化外，還需要一兩個小時進行掃除工作，有很多人之所以吃完夜宵後，第二天會有消化不良的腫脹感，就是因爲沒有做好掃除工作。如果你第二天會睡到早上8點，那就往前推7小時的消化時間，再外加2小時的清除工作時間，因此，你吃宵夜的時間最好不要超過11點。當然，若你選擇容易消化的食物，可讓消化時間縮短，那也可以將吃宵夜的時間適當地往後移一點。

●瘦身佳品：水果

水果是做瘦身夜宵的最佳食品。若你是屬於那種「連喝水都會胖」的體質，那就給你推薦幾樣水果，如蘋果、番茄及香蕉，這幾種適合任何時間來食用。它們不僅營養豐富，而且也很容易滿足瞬間的饑餓，飽腹感相當足夠，對那些正值減肥期間的朋友，可是相當不錯的夜宵良伴。

●瘦身祕方：研磨及咀嚼性食物

有研究證明：那些經過研磨的食物，要比原物直接烹煮容易消化，半熟的蛋會比水煮蛋更容易消化。此外，由於咀嚼的動作有助於消耗熱量，所以如果不得不吃夜宵，又擔心變胖，那麼可以選擇需要咀嚼的食物，以減少食物的熱量囤積，免得變成日後怎麼甩也甩不去的脂肪。

●消煩躁夜宵：全麥食品

維生素B群相互間有協同作用，可調節新陳代謝，增強神經系統的功能。全麥食品中就含有豐富的維生素B群，它具有消除煩躁不安、促進睡眠的作用，諸如燕麥、糙米、大麥、全麥麵包、全麥餅乾等都屬於全麥食品，這些都是安神的好選擇。

●放鬆神經夜宵：牛奶、核桃

鈣和鎂合用是天然的放鬆劑和鎮定劑。牛奶含有豐富的鈣，是公認的「助眠佳品」；堅果類食物中含有豐富的鎂，像核桃就經常被用來治療失眠、健忘、神經衰弱、多夢等症狀。如果你晚上總是睡不好，經常失眠，不妨就可以選擇喝一杯牛奶、吃點堅果等等。

●降低興奮度食物：小米粥

色氨酸在人體內代謝生成5—羥色胺，它可以抑制中樞神經的興奮度，產生一定的睏倦感。並且5—羥色胺在人體內進一步可轉化生成褪黑素，褪黑素具有鎮靜以及誘發睡眠的功效。

在所有穀物中，小米含色氨酸最爲豐富。晚餐主食中如果加一些小米應該是一個不錯的主意，這將有利於提高進入腦內的色氨酸數量。另外，還有一些食物中的色氨酸含量也非常高，如腐竹、豆腐皮、南瓜子仁、紫菜、蝦米、黑芝麻等等。

期盼瘦身的夜宵族們可以選擇一碗小米粥，不僅不會增肥，還可以幫助睡眠，這實在是兩全其美的事哦！

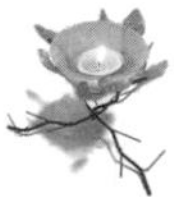

健康小常識

對於加班加點的上班族來說，適當吃夜宵是有必要的，以免到了凌晨「饑寒交迫」，適當補充能量是無可厚非的。

但是對於肝病患者來說，最好不吃夜宵或少吃夜宵。我們知道，肝臟是人體的「化工廠」，人體吸收營養物質的轉化、合成都由肝臟來完成。吃宵夜，使得肝臟在需要休息時卻得不到休息，還要繼續加班加點地工作……

如此日以繼夜地工作，這就加重了肝臟的負擔，甚至使得肝臟代謝紊亂。這對於已經患有肝病的患者來說，無疑是雪上加霜！如果因工作需要，晚上確實需要補充營養，最佳選擇是碳水化合物，即澱粉和糖類，但仍然不能吃得太多。

丑時

雞鳴，又名荒雞：十二時辰的第二個時辰。凌晨一時至三時。

1 丑時到，養肝經

丑時熟睡，關懷你的肝

自然界的萬事萬物都是按著一定的順序開始、生長、收斂、收藏，人體的五臟六腑也是如此。古人將一天劃分爲12個時辰，對應在養生文化上，就是12個時辰對應12個臟腑系統的功能。

丑時是指凌晨1時~3時，此時，肝經當道，其主要工作是藏血和主筋。丑時藏血的目的之一是修復白天受損的肝細胞，而中醫認爲其最主要的功能是爲了生「氣」，氣足才可帶動血液正常運行，從而達到氣血暢通的狀態。否則，白天會血流不暢，就會導致渾身無力、四肢冰涼等等。

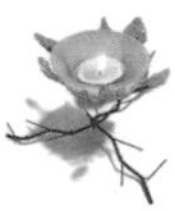

丑時肝臟所藏之血經肝臟調整後，可對四肢百骸進行有效的滋養，《素問・五臟生成論》曰：「故人臥血歸於肝。肝受血而能視，足受血而能步，掌受血而能握，指受血而能攝。」

這句話的意思是說，人躺下休息時，血歸於肝臟，眼睛得到血的滋養就可看見東西，腳得到血的滋養就可行走，手掌得到血的滋養就可把握，手指得到血的滋養就可抓取。因此，若四肢的彈性出現問題，如手不能握，痔瘡、陽痿等疾病的發生，都和肝主筋功能降低有關。

丑時是養肝血的時間，此時養生最好的方法是保持熟睡，這是對肝最好的關懷。若不臥則血不歸肝，從而肝氣不舒，就容易產生疾病。到了丑時，有些人雖然已經躺在床上，但卻沒有進入夢鄉，或者睡一覺又醒了。這也會影響肝的生發和疏泄功能，造成肝氣鬱結，對肝內廢物和膽汁的及時排出造成阻礙，同時也會影響其他器官代謝廢物的排出，長期積累就會罹癌。

可是，不少人往往忽略了這一點。爲了學習、工作經常熬夜加班，這樣做不但血不能養肝，還要消耗營養、破壞好心情。長期加班會令人的脾氣不自覺地變大，這是因爲人在睡眠時血可養肝，而長期加班，肝失所養，導致肝氣不舒、肝鬱氣滯，因此就有了好發脾氣的念頭。

「人動血運於諸經，人靜血歸於肝」，意思就是說，當人休息或是情緒穩定時，機體對血的需求量減少，大量血液儲藏於肝；當勞動或是情緒激動時，機體對血的需求量增加，肝就會排出其儲藏的血液，供應機體活動的需要。

要是我們在半夜1～3點的丑時，還不能進入熟睡狀態的話，血液就要繼續不停地「運於諸經」，無法歸於肝，進而養肝，這就好像你在銀行的戶頭，要是你一直不存入，卻還天天支出去花費，早晚有一天會變成空頭戶。

而我們肝臟就是人體的血液銀行，也是應付污染的第一站。作爲銀行，它需要隨時存入，假如你天天透支，還要接受一大堆的垃圾。那麼，我們的肝臟處在超負荷下運轉，就難免會出現問題了。

因此，我們強調：丑時一定要睡眠，而且必須要在這段時間內進入熟睡。也就是說你一定要想辦法儘量在子時前就寢，此時肝膽都需要養護。要是你在前一天晚上睡眠不好，就一定要在第二天找時間適當地休息一會兒，這樣才能有利於強化肝臟。

養肝護肝，穴位按摩操

丑時養生，應養護肝經。否則會很容易導致肝出現問題，那麼，用什麼方法可以初步判斷自己的肝有問題了呢？

首先要注意肝疲勞的表現，如果你睡足8小時仍感覺很累、眼眶黑暗或眼睛乾澀、整天疲勞氣色差，甚至有的女性痘痘不停地長，那麼這些都是肝在向你發出疲倦的信號，你必須加以重視。

然後，如果一個人長期處於緊張工作、精神壓力大的狀態，就會造成免疫力低下，這種長期的傷害會慢慢轉化成慢性肝損傷。要是你每天在丑時醒來，這就表示肝在通過氣血流注的時間規律，向你發出警告信號了。

另外，要想了解肝臟情況，還可以觀察尿，肝有毛病時，尿中因含有尿膽素或者膽紅素等代謝產物，其顏色呈黃褐色或淡黃褐色，類似於啤酒的顏色；並且，如果我們仔細觀察尿液上的泡沫，可以發現健康人排出的尿，其泡沫呈白色，若是肝有疾病，排出的尿其泡沫略帶有暗黃色。

要是出現這樣的情況，應該儘快找醫生做檢查。爲了保護身體的健康，及早發現問題，應該定期做一個健康體檢，這樣做會更好。即使肝臟很健康，在平時人們也應該重視肝臟保健，下面向大家講講肝經穴位按摩養肝的方法。

●揉腹保肝法

先將雙手摩擦生熱，然後左手放在肚臍，右手放在後腰，沿著腰帶一圈來回按摩腰

36下。先以逆時針揉，把手掌心的勞宮穴對著肚臍（神厥穴），揉到肝區期門穴（肝在右肋骨下面），逆時針揉完，再按順時針揉。

這樣每天堅持，揉的次數以36爲基數，每次是36的倍數即可。可以每晚睡覺前揉，早晨起床可再加一次，長期堅持對身體大有好處。如果在揉腹中，感到有哪個地方有筋結，一定要用手指將它逐漸地揉開，這樣對恢復肝的功能也非常重要。

●按太沖穴

盤腿端坐，用左手拇指按右腳太沖穴，此穴位於腳背第一、二趾骨之間；沿骨縫的間隙按壓，同時前後滑動，這樣做20次；然後再用右手按壓左腳太沖穴，手法與左手相同。

●揉三陰交穴

盤腿端坐，用左手拇指按壓右三陰交穴，此穴位於內踝尖上3寸，脛骨後緣處；分別左旋按壓15次，右旋按壓15次；然後再用右手按壓左三陰交穴，手法與左手相同。

●揉大敦穴

赤腳，盤腿端坐，用左手拇指按壓右腳大敦穴，此穴位於腳大趾甲根部外側；左旋按壓15次，右旋按壓15次；然後再用右手按壓左腳大敦穴，手法同左手。

•按壓足三里穴

足三里穴位於外膝眼下三寸，脛骨外側約一橫指處；以拇指或食指端部按壓雙側足三里穴。注意按摩時指端附著皮膚不動，由輕漸重，連續均勻地用力按壓。這個方法具有舒肝理氣，通經止痛，強身定神的功效。

•揉肝炎穴

內踝上2寸為「肝炎穴」。先下肢膝關節屈曲外展，拇指伸直，然後其餘四指緊握踝部助力，拇指指腹在肝炎穴處進行圓形揉動。此法具有疏經絡，行氣止痛的作用。

•推搓兩肋

雙手按腋下，順肋骨間隙推搓至胸前兩手接觸時返回，如此來回推搓30次。

•足部按摩

足部按摩對養生保健有著不錯的效果。每天晚上可先用熱水泡腳，當然若有條件也可用足療盆，然後按壓足部。此法具有舒經活絡，舒肝理氣，緩解疲勞的功效。

《黃帝內經》曰：肝者，將軍之官，謀慮出焉。肝好比是一名帶兵打戰的將軍，當身體有外敵入侵時，它就會奮起抵抗，消滅敵人。假如肝出了問題，身體也就缺乏了抵禦外敵的屏障，因此，人們一定要善養肝，養好肝。

男士護肝，規避細節

俗話說：「男子養肝，女子養腎」，這是很值得注意的問題，肝主陽，主謀略。如果男人沒有陽剛之氣是很危險的，做起事情來會唯唯諾諾，令女孩子討厭。

中醫認爲，肝主疏泄、喜條達，以通爲順，如肝氣不舒，人體氣血運行便會紊亂，引發消化不良、高血壓等疾病。同時，中年男性正處於事業、家庭的「風口浪尖」，生活壓力較大，容易造成肝鬱不舒、煩躁、易怒、焦慮、食欲不振等症狀。因此，男士更應該保護好肝臟。

●規避細節之一：長期飲酒

酒文化中有句話相當經典：「無酒不成席。」因此，在日常的應酬中必然會碰到喝酒的問題。

古人喝酒是非常注重節奏的，喝酒時一定要有歌舞助興，在觀賞中慢慢品酒，這是一種有意放緩喝酒節奏的表現。這與現代人的喝酒方式大不相同。如今，人們是推杯換盞、沒完沒了地拼命喝酒。這樣快節奏的喝酒方式很傷肝。

另外，肝經在人體當中是最奇特的，它直接繞著生殖器而循行。肝病及中度糖尿病人都屬於肝受到了損傷，這就會影響到患病者的性功能。因此，此類病人特別要注意對酒有所規避。總而言之，酒能傷肝，是每個好飲者都該注意的問題，尤其是在丑時絕對不能喝酒，此時喝酒，對肝的損傷將是十分致命的。

●規避細節之二：缺乏運動

缺乏運動不但讓你發胖，而且過剩的脂肪會向身體中部堆積，肝細胞被脂肪塞滿，自然就失去了正常的功能。並且，與首先胖在腿部和臀部的女性相比，那些一胖首先表現在肚子上的「中廣族」男性，更容易中招。

●規避細節之三：生活污染

要注意生活中的一些污染，如食品和瓜果蔬菜等受到農藥、化肥，和其他有害物質的污染，也同樣會給肝臟帶來嚴重的威脅。

我們知道，男性比女性更容易忽視生活細節，有的人甚至還宣揚——「不乾不淨吃了沒病」，這只是暫時的，日積月累，身體總會有與你算總帳的一天。

●規避細節之四：過補藏雷

男士們生活壓力大，工作辛苦，往往想吃一些補藥來強身健體，殊不知「是藥三分毒」，肝臟首當其衝。若長期過量服藥，難免會危及肝臟健康。那些看似安全的藥物，也可因誤用或是濫用，而給肝臟埋下致病隱患。

●規避細節之五：飲水太少

有些人沒有飲水的習慣，常常是口乾舌燥時才咕咚咕咚地大喝一番，其實，這是錯誤的。多喝水可補充體液，增強血液循環，促進新陳代謝，多喝水還有利於消化吸收和排除廢物，減少代謝產物和毒素對肝臟的損害。

●規避細節之六：心情舒暢

由於肝喜疏惡鬱，故生氣發怒易導致肝臟氣血淤滯不暢而成疾。生活中不如意之事，十之八九，人們要學會制怒，盡力做到心平氣和、樂觀開朗，使肝火熄滅，肝氣正常生發、順調。

陽春三月，重養肝

《黃帝內經》曰：「春三月，此謂發陳。」意思就是說，春季的幾個月，是推陳出新、生命萌發的時節，天地萬物生機勃勃，欣欣向榮。而春季，人體的新陳代謝與肝臟關係非常密切，按照中醫學五臟與四季的對應關係，春季肝氣旺盛而升發，人的精神煥發，只有保持肝臟旺盛的生理機能，才能夠適應自然界生機勃發的變化。

有一些肝病患者，在春季常常感覺不適，肝病加重或是復發，這都是季節對機體影

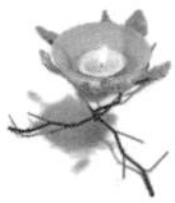

響的一種反應，因此春季要注重養肝；從陽春三月開始，護肝之戰就要打響了。

●運動鍛鍊

根據天人合一的理論，春季人們應進行適當的運動，諸如：慢跑、散步、體操、太極拳等，以保持體內的生機。春天多鍛鍊，可以增強身體的免疫力與抗病能力。

不過，鍛鍊也要講究技巧，這樣可以爲健康加分。有預防醫學專家研究發現，晨間鍛鍊最好是在室內進行，這是因爲晨間容易吸入有毒空氣和污染塵埃。特別是對於肝炎病人而言，一旦吸入含臭氧的空氣和煙霧後，加上自身免疫力下降，就很容易引起咽炎、咳嗽，和胸部不適等等的症狀。

●防風禦寒

不是有句話叫——「春天後母臉」嗎？春天的天氣，變化無常，乍寒乍暖，要特別注意防風禦寒，不要隨意減少衣服，那樣疾病很可能就會找上你。

預防疾病，可以每晚睡前用溫水泡腳，促進腳部血液循環；同時還可以在睡前，喝一碗用生薑、花椒、大蒜熬製的保健湯，不但可以驅散身體的寒氣、預防感冒，還可以保證你睡個好覺呢！要知道，肝臟疾患病人吃得好、穿得暖、睡得飽是非常重要的。

●合理飲食

春季飲食，首先要注意補充優質蛋白質。春季氣溫變化大，冷熱刺激可使體內的蛋白質分解加速，導致機體抵抗力降低，這樣疾病很容易傳染或是復發，這時就需要補充優質蛋白質食品，比如：雞蛋、豆製品、魚類、雞肉等等。

其次，要攝取足夠的維生素和無機鹽。具體要求如下——

（1）維生素C，具有抗病毒的作用，如小白菜、油菜、番茄和柑橘、檸檬等新鮮果蔬，都含有豐富的維生素C；

（2）維生素A，具有保護和增強上呼吸道黏膜和呼吸器官上皮細胞的功能，如胡蘿蔔、莧菜等黃綠色蔬菜，都是不錯的選擇；

（3）維生素E可提高人體免疫功能，增強機體抗病能力，如芝麻、綠色捲心菜、綠色花椰菜等，可以滿足這樣的功效。

最後，選擇清淡食物，不能吃得太油膩。春季肝氣最旺，而肝氣旺會影響脾，容易出現脾胃虛弱病症。如果多吃酸味食物，會使肝功能偏亢，因此，飲食方面比較適宜選擇辛、甘、溫之品，忌酸澀食品。

另外，肝炎病人最好不要吃蛋黃，因為蛋黃中含有大量的脂肪和膽固醇，這些都需要在肝臟內進行代謝，會加重肝臟負擔，就不利於肝臟功能恢復了。

●頤養精神

特別是有肝臟疾患的病人，要做到心寬、心靜。在充滿著繁忙、浮躁和誘惑的塵世

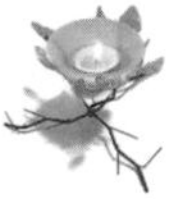

紛擾中，要做到「恬然不動其心」，方可保持機體內環境的穩定，防止心理問題的發生。養身重在養心。

健康小常識

勞累是肝臟的天敵，所以，對於肝病患者來說，要想獲得康復，休息十分重要。實驗證明，人在臥床時，出入肝臟的血比站立時至少要多40%，可以說，平臥靜養等於自我輸血。

肝臟又是人體的「化工廠」，一切功能活動所賴以供給的營養物質都在肝內生成、運輸、轉化和儲藏。因此，肝病患者要保證擁有充足的睡眠，才能讓肝臟更好的工作。即便是正常人最好晚上也不要晚於11點睡覺。

當然這並不是說，肝病患者就必須整天臥床休息，而是肝病患者應視其病情具體情況，選擇適當的休息方式。

一般急性期及慢性肝炎活動期，特別是黃疸出現和轉氨酶猛升的階段，此時患者的休息應以靜養為主。慢性肝炎趨於恢復靜止期的患者，除午休或晚睡之外不必臥床，可以從事部分較輕鬆的工作，但要注意動靜結合，勞逸結合，並且要適度運動。

2 丑時發怒，更易傷肝

常發怒，減壽福

人生在世，相信沒有誰能做到從不發怒，不過少發怒和不隨便發怒，卻是應該做得到的，並且，也是一定要做到的。要知道，常常發怒的人很難健康，更難長壽。因爲發怒傷肝，而在丑時，肝經最旺時，若發怒，無疑是雪上加霜，更易傷肝。

我們知道，肝可調節人的情志，正常的情志活動都是依賴於氣機的調暢，而人在發怒時肝氣上逆，血隨氣而上溢，故而傷肝。何謂肝氣上逆？也就是我們平時所說的生氣，人一生氣無處發洩就會蘊怒，怒極就必然傷肝。

如此一來肝失疏泄，氣機不暢，那麼自然會引起精神情志活動異常，表現爲肝鬱氣滯和肝陽上亢。同時，肝傷了又更容易發怒，兩者就這樣互爲因果而形成惡性循環。

女性多是肝鬱氣滯的代表，因爲那些愛生悶氣的人，大多爲女性，其主要表現就是肝鬱氣滯。肝的經脈分布於兩肋，而由於女性特殊的生理結構，使得乳房是肝脈必經之路。肝主疏泄，一旦肝失疏泄，肝氣鬱結，就會出現胸悶乳脹、乳房疼痛，導致水液停滯，血行不暢，從而產生痰淤等病理產物，形成腫塊。

而肝陽上亢更偏寵男性，肝主怒。一般來說，男性更容易將肝火發出來，表現爲肝陽上亢。像那些有火暴脾氣的人，經常處於發怒狀態，結果就很容易變成禿頭。

另外，肝硬化的病人更容易罹患潰瘍疾病。同時，若出現諸如食欲減退，出現節律性上腹部疼痛、便血等潰瘍症狀，又是發生肝硬化的明顯信號；這時我們就需要引起注意，及時去醫院做全面的檢查，看一下是否伴有肝硬化。

發怒，是一種情緒。在生活中有很多性格急躁的人，更是容易爆發怒氣。怒傷肝，憤怒令人肝氣不舒、胸悶、胸肋脹痛。若是不加以控制，危害最爲嚴重。美國科學家最近公布的一項新研究成果顯示，脾氣暴怒的男人不但容易發生中風，也容易發生猝死。

研究還發現，脾氣暴怒的男性與脾氣平和的男性相比，更容易產生心室纖維性顫動。儘管，這樣的症狀對許多人來說，還不能說會構成多大的威脅，卻可以增加中風的危險。因爲心室纖維性顫動會令心臟的兩個上心室無法有效地將血全部泵出去，結果就有可能形成堵塞，甚至引發中風。

所以說這「肝氣上逆」即「生氣」千萬要不得，它是人生病的最原始的一種根源，這在《黃帝內經》中就有說明——「百病始於氣」。一定要記得，生一次氣，發一次怒，將毀一次健康，減一分福壽，因爲生氣所導致的疾病與因風寒暑濕等外因導致的疾病完全不同，它會直接損傷五臟功能，使發病更爲嚴重。

避免生氣，養肝養脾氣

現代人的身上似乎都有一把無明之火，一旦有個風吹草動，就會一點即燃；不是與人大動干戈，就是生悶氣常常上火。看來，這火氣大似乎已成爲現代人的通病。可這典型的愛上火、愛發火的「病」，源自何處呢？

現代人愛發火的原因主要有：陰虛、內熱、脾濕。而這三大原因也是造成人體陰陽失衡，從而最終導致疾病發生的罪魁禍首。

●陰虛

什麼是陰虛呢？人體中存在陰陽二氣，正常人其陰陽二氣是相對平衡的，陰虛就是陰虧。如此陰虛，相對而言，陽也就盛了，內熱就這樣形成了。

現代人出現的陰虛多爲肝腎陰虛。如《黃帝內經》中所說的一樣——「不知持滿，不時禦神」，「以欲竭其精，以耗散其眞」，故多有傷陰之患，「年四十，而陰氣自半也！」。當今中老年人肝腎陰虛患者更爲常見。

生活中，有很多人愛加班熬夜，其實熬夜最傷陰。晚上是陰氣旺盛之時，這時最宜睡覺，而熬夜是刻意地改變人體內的生理時鐘，生活規律改變，就很容易傷陰。若是熬夜實在是不得已而爲之，那麼也最好在晚餐時多吃一些滋陰的食物，比如：山藥、紅棗、銀耳、百合、蓮子、核桃等食物。

同時，對於肝腎陰虛體質的人來說，要儘量避免劇烈的運動，可以做做相對靜養的運動，這對身體大有益處；例如：散步、太極拳等中低強度的運動。

另外，肝腎陰虛者在選擇運動方式時，應儘量避免急遽低頭彎腰的動作。因爲頭部的位置突然低於心臟水準位置，就會有大量的血液突然流向腦部，在瞬間造成腦部血管內壓突然爆發式地增高，特別是對高血壓、動脈硬化患者而言，這是非常危險的動作。因爲在那樣的情況之下，患者腦部小血管薄弱處就容易被衝破，造成腦溢血。

●內熱

陰虛是內熱產生的原因，關鍵在於勞倦之後而形氣衰少，也就是指勞倦傷脾，脾氣不能運化水穀，飽食水穀鬱於胃中，鬱而化熱。在《素問•調經論篇》中有云：「陽虛則外寒，陰虛則內熱，陽盛則外熱，陰盛則內寒……有所勞倦，形氣衰少，穀氣不盛，上焦不行，下脘不通，胃氣熱，熱氣熏胸中，故內熱。」

現代都市人群由於精神壓力過大、熬夜，以及過食肥甘厚味等原因，造成都市人群體質以內熱者爲多，尤以陰虛內熱者更爲常見。這在上一個原因中也已經提及。

陰虛必生內熱。因當今社會生活節奏太快、工作壓力過大、人際關係複雜，精神壓力大等等，這些都容易引起肝氣不舒，患病則爲肝陽上亢或是肝氣橫逆。

●脾濕

現代人脾濕者也有很多。主要是因爲今天生活條件提高，日常食品極爲豐富，人們只爲滿足味蕾，暴飲暴食，可運動反而越來越少，這樣使得攝入多於需要，超過了人體運化的能力，水穀精微代謝失調，聚而化爲痰濕。所以說，許多病都是吃出來的。現今最常見的富貴病，如：冠心病、高血壓、糖尿病等都是吃出來的。

陰虛、內熱、脾濕，是現代人特別是中老年人，最常見的三個體質傾向，也是致病的三個主要因素。

心平氣順，自然安康

醫學研究發現，人在生氣時的生理反應十分劇烈，分泌物比在任何情緒時都要複雜得多，甚至還會分泌毒素傷害身體，而且——「人生氣10分鐘耗費掉的精力，不亞於參加一次三千公尺的馬拉松賽跑」。

同時，當人生氣時，氣流在體內是處於一種紊亂的狀態。專家指出，要想養生，就必須讓氣流和諧順暢起來。那麼，該如何才能做到調神順氣呢？

●轉移「氣」的途徑

大多數人都認爲，發脾氣是件有傷大雅的事情。事實上，有了氣發出來要比悶在心裡要好得多。由於生氣會給身體造成很多問題，因此，養生的第一件事就是要做到「不生氣」。所謂的不生氣，也不是說把氣悶住，而是通過修養身心，開闊心胸，通過其他途徑把「氣」發出來，如可以多聽一些悠揚和節奏舒緩的音樂，讓優美的樂曲化解精神的焦躁，放鬆情緒；運動也是發洩怒氣的有效途徑，只是要適度。

●聰明難，難不過糊塗

凡事是要弄個清清楚楚，還是裝作糊塗呢？世間惱人的事太多了，聰明難，糊塗更難。對那些還沒發生的事，不要想得太多；至於正在發生的事，也別過於困擾；而對那些已經發生的事，不如就由它去吧！

●順應時節

人於自然，自然於人，二者本應是和諧統一的。春季活潑，夏令暢達，秋天恬靜，入冬則藏而不泄。這些時節的特點不也正是我們應該順應的嗎？就讓精神隨外界環境而變化，與自然界相融，何樂而不爲呢？

●找到精神寄託

人活著就是精氣神，特別是老年人，有了精神寄託，才會對生活充滿信心，減少不必要的生氣。老人要想調整心態，每天一定要大笑3分鐘，因爲笑可以緩解疲勞、減少壓力；還要忘卻煩惱5分鐘，告訴自己——「天下本無事，庸人自擾之」，放下煩惱會感覺無比輕鬆；最後生氣不超過2分鐘，要記住，惹你生氣的人，不要氣他，原諒他人也是原諒自己。

所有這些讓「氣」順起來的方法，強調的是精神層面的自我控制，自我昇華。肯定會有朋友感覺這些空洞的東西，做起來似乎眞的很難。那麼，有沒有具有可實際操作的方法呢？回答是肯定的。就一起來看看有哪些簡單的小竅門，雙管齊下吧！

●形意五行拳——崩拳

生悶氣比發脾氣更傷肝，不過，要是能夠做到凡事不生氣最好，氣大總會傷身嘛！形意五行拳之崩拳屬木應肝，是形意拳中最爲簡單的拳法，也是最實用的拳法，就是左右崩拳（即左右手輪流向前直擊）連環打出。在生氣鬱悶感覺不爽時，試試打幾趟崩拳。若經常鍛鍊崩拳，就可以起到舒肝利膽的作用。

●穴位針灸法

人生氣或發怒是肝木過度旺盛的表現，可以取太沖、足三里針灸。如果不會針灸，也可以用按揉的方法，讓上升的肝氣往下疏泄，效果也不錯。在按揉太沖穴時會很痛，此時要反覆按摩，直到此穴位不再疼痛爲止。

在平時按揉太沖穴多少不太方便，現在教你一個簡便的方法。如果在辦公桌下面可以脫鞋，就用一隻腳的腳跟踩按另一隻腳的太沖至行間一線，也可以踩按大腳趾，這裡有肝經的大敦穴和脾經的隱白穴，都具有調和肝脾的功效。

另外，若是在家伏案學習工作，最好能夠光腳，可以一邊活動大腳趾，一邊踩壓腳背太沖穴。這個方法對那些沒有時間專門鍛鍊者的人來說，可是個非常聰明的小訣竅。

●一聲「噓」息

在某些場合，如果有人說話影響到了大家，那麼用一個字和動作請其噤聲，該如何做呢？多數人會想到將食指放在嘴上發出「噓」聲。食指螺紋面屬肝，伸食指就相當於舒肝。

另外，對於熟悉中醫舌診的人來說，很清楚舌尖屬心、舌尖的兩邊屬肺，舌兩邊屬於肝膽，舌根屬腎，脾其華在唇。了解了舌頭、口唇和五臟的對應關係，就容易理解爲什麼發一個音就可調理相應臟腑了。

大家再體會一下做「噓」字時，舌頭受到按壓的地方，是不是舌頭的兩邊正用力抵在兩邊的上牙齒上呢？而舌兩邊屬於肝膽，發此音就是在調理肝膽。即使你不知道這些，在你生氣時覺得需要迅速梳理一下肝氣時，就請做一個噓聲的動作試試看。

健康小常識

人們常用「怒髮衝冠」來形容一個人脾氣大，中醫認為，人的精神心理活動與肝臟的功能有關，經常生氣的人會影響肝臟的健康，而肝臟功能的健康又與婦科疾病有著密切的關係，如果經常生氣就會引發，或者加重婦科病症。正所謂「百病生於氣」。

生氣會加劇經期不適：肝臟有貯藏、調節血液的功能，對月經按時來潮有重要意義。對婦女來說肝臟功能正常是保證月經正常的重要條件之一。長期壓抑的情緒會導致肝氣鬱結、經脈氣機不利，從而出現經前週期性乳房脹痛、頭痛、情緒波動等，甚至出現閉經、更年期提早到來等。

生氣與乳腺疾患關係密切：因肝經循行布兩肋，故肝氣不舒、氣滯血淤，經脈運行不暢與乳腺增生、乳腺結節，甚至乳腺癌的發生有密切的關係。

生氣帶來的傷害，不僅僅是精神上的，而且還會導致疾病的發生。為一些生活中瑣碎的事情生氣，實在是不值得，這是在用別人的錯誤來懲罰自己。退一步海闊天空，只有保持平和、快樂的心態，才能會讓身心更加健康。

3 丑時看電視，傷肝血

丑時莫看電視，以免傷肝血

我們已經了解丑時，即凌晨1～3點是人體肝臟最旺盛的階段，是肝發揮其藏血、解毒作用的最佳時段，肝在睡眠狀態下可將血液進行解毒後輸送到人體。

可是，到了丑時，這城市中還有一群人仍在專心致志的盯著電腦螢幕，或是爲了你爭我奪的晉升加班加點，或是爲了千里之外的愛情不捨下線，或是爲了盡情飛揚的遊戲不可自拔；還有那些守在電視前的大人、小孩們，丑時還抱著連續劇不肯入睡……殊不知，如此忘我忘時，明眸「久視傷血」。何謂「血」呢？

在《黃帝內經》中有提到「五勞所傷」，即「久視傷血、久臥傷氣，久坐傷肉，久立傷骨，久行傷筋」，這其中的一傷就是「久視傷血」。其「血」，指的就是肝血。事實上，眼睛與肝臟聯繫非常緊密。

「肝藏血」，就是說肝臟具有貯藏血液和調節血量的功能，而且「肝開竅於目」，眼睛過分疲勞也會影響到肝。目之所以具有視物的功能，這全仰仗肝精、肝血的濡養和肝氣的疏泄。肝經上連目系，肝的精血充足，肝氣調和，眼睛才可以發揮視物的功能。

我們的肝臟可以說是身體裡的一個血庫，「目受血而能視」，雙眼受到血的給養才能視物，而若是血庫裡的血不充足，過度用眼，會令肝血虧虛，使雙目得不到營養的供給，從而就會出現眼睛乾澀、視物不清、夜盲等症狀。

另外，長時間坐在電視、電腦前，除雙目供血不足外，頸椎、腰椎也會產生勞損，總得不到緩解，同樣會對肝臟造成損害。在這種情況下，出現雙眼疲勞、視力下降，甚至面色發黃發青，頭昏頭脹、頭痛的現象，尤期是以太陽穴及頭部兩側表現明顯，有的則發展爲偏頭痛症，這些也就不奇怪了。同時，長期熬夜用眼，會慢慢出現腰膝酸軟、小腿抽筋、手足無力、手指不靈活、皮膚長斑、情緒不穩定、月經失調等一系列症狀。

所以，建議電腦族們一定要及早關閉電源，早早睡覺，至少在子時23點之前必須睡覺，使血液回肝解毒。爲了自身健康，不要長時間在電視、電腦前流連忘返。

補養肝血，神清氣爽

肝主藏血、調節血液和淨化血液。我們將肝視作血庫，人臥則血歸於肝，人行則血運行於全身，人體的血液是運行不息的，可是肝內必須儲存一定量的血液，以應人體在特殊情況下的各種出血症，如果肝血虛，肝血不足，人體就會出現各種不良症狀，所以，生活中我們需要多多補養肝血。

●按摩艾灸補肝血法

每天中午飯前和飯後按揉血海，其位置：屈膝，在大腿內側，髕底內側端上2寸，當股四頭肌內側頭的隆起之處。兩側交替按揉，每次每穴2分鐘。

飯後按揉兩足三里3分鐘；此穴位置：由外膝眼向下量四橫指，在腓骨與脛骨之間，由脛骨旁量一橫指處。到了晚上9～11點的時候，再重新按摩兩穴位，按摩完之後，稍作休息，喝一小杯溫開水。

若可以做到長期堅持，人體就不會出現肝血不足的問題，並且有關肝上的所有病症都能夠得到緩解和好轉。

●食療補肝血法

「久視傷血，久坐傷肉」。如果肝氣不舒，人的周身氣血運行便會紊亂，出現高血壓、消化系統紊亂等疾病，婦女還會出現月經失調的症狀。養好肝血，這些症狀就可以迎刃而解，下面的食療方對滋補肝臟，調養肝血非常有幫助。

1．黑芝麻粥

原料：黑芝麻25克，大米、枸杞、冰糖各適量。

做法：先將大米淘淨，加入黑芝麻等，再添入適量的水煮成粥。
功效：這種粥具有滋補肝血的功效。

2．甜醋豬蹄薑湯

原料：豬蹄1隻，生薑250克，冰糖1小塊，甜醋適量。
做法：先將豬蹄以滾水煮5分鐘。然後將生薑、拍裂，連同豬蹄放入瓦煲中，再加醋。煮滾後，再改以文火煲兩個小時，最後下冰糖調味即成。
功效：可溫補肝血。

3．黃精粥

原料：黑糯米60克，山藥30克，黨參15克，黃芪15克，黃精30克。
做法：將黃精、黨參、黃芪、山藥、黑糯米洗淨，把全部用料一齊放入鍋內，加清水適量，文火煮成粥，去黃芪，調味即成。
功效：具有補血保肝、養肝明目的作用。

4．豬肝綠豆粥

原料：新鮮豬肝100克，綠豆60克，大米100克，食鹽適量。
做法：先將綠豆、大米洗淨同煮，大火煮沸後再改用小火慢熬，煮至八成熟之後，再將切成片或條狀的豬肝放入鍋中同煮，熟後再加調味品調味即成。

功效：補肝養血、清熱明目、美容潤膚，可使人容光煥發，特別適合那些面色蠟黃、視力減退、視物模糊的體弱者。

●民間補血養肝明目方

一、**以味補肝，食醋首選**　醋味酸而入肝，具有平肝散瘀，解毒抑菌等功效。可每日以食醋40CC，加入紅糖適量，再加溫水沖淡後飲服，其補肝血作用極佳。

二、**舒肝養血，多食菠菜**　菠菜具有藥用功效，還有食療保健作用，是民間偏方和藥膳方。菠菜具有滋陰滋燥，舒肝養血等效用，是補肝血最好的食物之一。

三、**補肝血，可食鴨血**　鴨血性平，且營養豐富，肝主藏血，以血補血是中醫常用的治療方法。可取鴨血100克，鯽魚100克，白米100克，同煮粥服食，可養肝血，還可輔治貧血；並且這也是肝癌患者的保肝美味食品之一。

四、**以臟補臟法**　雞肝味甘而溫，補血養肝，是食補養肝的佳品，與其他動物肝臟補肝的作用相比，會更強，而且可溫胃。具體做法是：取新鮮雞肝3枚，大米100克，同煮爲粥服食。對中老年人肝血不足，飲食不佳，眼睛乾澀，或是流淚等症狀都有不錯的治療功效。

魚和熊掌，如何兼得

我想，讓人們放棄電腦，是不現實的事情，它是時代的進步，科技的創新，帶來了零距離的觸摸。可是，我們特別是愛美一族的電腦美女們——Office Lady，該如何面對並減少電腦對身體帶來的傷害呢？對美麗的追求是MM們一生的事業，這魚和熊掌，何以兼得呢？沒有不可能的事，只有想不到的方法。

●善養你的美瞳

「眼睛是人類心靈的窗戶」。它提醒我們，眼睛是人體最寶貴的感覺器官，同時也是最脆弱嬌嫩的重要器官。而對於女性來說，一雙會放電的眼睛大大提升自身的魅力指數，但是現代女性總是由於面對電腦太久，或是半夜充電加夜班，而令雙眼空洞無神，常常以「熊貓眼」示人。還有的MM喜歡熬夜上網看電影、玩遊戲，那樣對眼睛的傷害就更大。也許，很多MM會問：那我天天滴眼藥水總可以了吧？老實說：那是不夠的。

所以，晚上不要熬夜看書，應讓受了一天電腦刺激的眼睛早點休息，這最重要，晚上十一點之前睡覺是最養顏的。其次，有條件而又不辭辛苦的MM們可以用溫水泡一泡小黃瓜或者薄片馬鈴薯來敷眼睛，可以緩解眼部疲勞，同時改善眼睛紅腫的症狀。

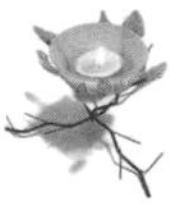

•美麗你的肌膚

面部暗黃、皮膚乾燥，再加上色斑出現，這些都是經常上網的女性所要面臨的令人頭疼的問題。而且，上網時間長了，連手部的皮膚都變得黃黃的，彷彿是掉進了黃色染缸裡。這可怎麼辦呢？

最好的方法就是上點護膚乳液+薄粉，平時選擇經常搓搓手，以及塗抹護手霜。提醒MM們用完電腦可不要偷懶，一定要把臉清洗得乾乾淨淨，因爲長時間對著電腦螢幕，不但有輻射的傷害，還很容易吸附灰塵。

•巧妙護肩，預防滑鼠肩

在辦公室坐了一天的Office Lady們經常會感覺腰酸背痛、腿抽筋，這該如何是好呢？而且也不敢在同事面前做大動作，下面的小方法可以解決你的煩惱。大家可以在工作過程中悄悄地運動，而且不用擔心會驚擾到他人。

（1）正坐，挺直腰背，雙腿併攏。

（2）吸氣，向上聳肩，保持數秒；然後緩慢呼氣，放鬆回位。這樣重複5～10次。

（3）吸氣，雙肩由下向後、向上旋轉；然後呼氣，由上向前、向下放鬆，如此重複5～10次。

（4）將此動作反方向運動3～4回合。

●睡前瑜伽，輕鬆入睡

上網時間太長很可能會影響睡眠品質，感覺頭暈暈的，還沒任何睡意。這時，睡前瑜伽就該隆重登場，幫助你緩解不適。當然，也可以運用一些小動作來幫助自己入睡。可平躺在床上，墊高雙足，這樣可以幫助血液回流，預防下肢靜脈曲張；還可以泡泡熱水澡，做一個精油按摩，保證你一身疲勞去無蹤。

●合理飲食，事半功倍

電腦族MM們要想美，還要注意合理飲食。多補充一點維生素B，可多煲一些枸杞湯水喝，非常養顏。另外，黑豆也是一個對眼睛具有非常大保健功效的食品。下面就爲大家介紹幾味粥湯，特別適合與電腦相伴的MM們。

1．枸杞子豬肝湯

原料：枸杞子3克，豬肝100克。

做法：先將豬肝泡水，大約需泡半個小時；然後煮開水，放入枸杞子，大約5分鐘後放入已泡過水的豬肝，煮至熟即可。

功效：眼睛乾澀，就需要補肝血，此湯是不錯的選擇。

2．黑豆菊花湯

原料：黑豆適量（若是一個人，150毫升的黑豆即可），菊花5～7朵，冰糖適量（依個人對甜味的喜好而定）。

做法：先將黑豆洗淨，然後放進壓力鍋煮熟；待開鍋，放進菊花；滾開即可。可適當加入冰糖。

功效：黑豆有明目美瞳、增強活力、補腎的功效，還又可以用來防止脫髮和養肝。

3．枸杞粥

原料：枸杞子30克，大米60克。

做法：先將大米煮成至半熟，然後加入枸杞子，待大米煮熟即可食用。

功效：適合那些經常頭暈目澀、耳鳴遺精、腰膝酸軟等症的人。肝炎患者服用枸杞粥，則有保肝護肝、促使肝細胞再生的良效。

4．菊花粥

原料：菊花15克，粳米100克。

做法：菊花洗淨，粳米淘洗乾淨。菊花、粳米放鍋中，加適量清水，加蓋，旺火煮沸，文火熬至成粥即可。

功效：散風熱，清肝火，降血壓。適用於頭暈、頭痛、目赤、疔瘡腫毒、原發性高血壓等。

健康小常識

豬肝味甘性溫，有補肝血，養肝陰，清肝熱、益目的功效，是我國最早用於食療的食物之一。但是，豬肝等內臟含膽固醇很高，對於高血壓、冠心病、高血脂、高血膽固醇患者，要控制豬肝的食用量，一次不能進食太多。

另外，買回豬肝後，一定要先洗潔淨。因為豬肝中有毒的血液，是分散存留在數以萬計的肝血竇中。如果豬肝不經仔細長時間重複沖洗就爆炒，對人體健康存在危害。它不只可以誘發白血病等頑疾，還可招致癌變而致命。

因此，最好將豬肝先沖洗一下，然後在鹽水中浸泡1～2個小時，去掉散存於肝血竇中的毒物和毒汁。而且，炒豬肝可不要一味求嫩，否則，既不能做到有效去毒，又不能殺死病菌、寄生蟲卵，會嚴重危害人體健康。

寅時

平旦，又稱黎明、早晨、日旦等。是夜與日的交替之際。凌晨三時至五時。

1 寅時睡得足，精神好

寅時熟睡，保養肺經

寅時，是凌晨3時～5時，此時肺經最旺，是呼吸運作時間，表現爲「多氣少血」，「肺朝百脈」。我們知道，人體的氣機都講究一個順其自然，寅時是大地陰陽轉化的開始，由陰轉陽，是陽氣的開端，因此這個時間就是人體氣血由靜轉動的一個過程，就需要有一個深度的睡眠來補充肺氣。

另一方面，肺經主一身之氣。肝在丑時將血液推陳出新之後，新鮮血液被提供給肺，再通過肺送往全身。也就是說，寅時是人體血液開始重新分配的時間，心需要多少血，腎需要多少血，所有這些調度和控制的任務都是經肺經完成。爲了保持肺經旺盛，完成這一過程，就必需要在寅時處於「深睡」的狀態。

所以說，在寅時保持熟睡，是對肺經最好的保護。若是在寅時睡得好，那麼，第二天清晨，你便會面色紅潤，精神充沛。

在寅時，人體體溫、血壓最低，脈搏和呼吸處於最弱狀態，且腦部供血最少，因此，在這個時段必須引起足夠的重視。

有些人，特別是一些老人到寅時很容易醒來，這是氣血不足的表現。「肺主肅降」，即肺氣宜清宜降。人老了之後，身體的各項機能比以前差多了，肺肅降的能力越來越差，其收斂功能下降，就只剩宣發而沒有肅降，所以老人容易早醒。若老人這個時候醒來小便，代表他身體比較虛；如果正常人這個時候醒來且大汗淋漓，這是身體不健康的信號，也說明自身的收斂功能和肅降的功能已經很差，需要去醫院接受檢查。

《素問・刺法論篇第七十二》中記載——「腎有久病者，可以寅時面向南，淨神不亂思，閉氣不吸七遍，以引頸咽氣順之，如咽甚硬物，如此七遍後，餌舌下津令無數。」老年人腎氣不足，若是寅時醒來，可以按此養生保健。

睡眠對於我們的健康非常重要，它被視爲「健康之源」。我們提倡子時就應入睡，寅時要熟睡……可是，如今忙碌的都市人，似乎對睡眠總有許多無奈。由於工作繁忙、情緒緊張、俗事煩心……甚至是莫名其妙的就會失眠早醒。

於是，就不得不提前面對這樣一些問題：提前患病、提前衰老、提前殘疾、提前死亡。30歲就動脈硬化，40多歲就患高血壓病、冠心病、糖尿病，五、六十歲腦中風普遍，六、七十歲高血壓、老年癡呆等病齊發。睡眠障礙已嚴重威脅了人們的健康。

寅時，你在熟睡嗎？它關乎你是否健康，希望我們可以「睡出健康，睡掉疾病」。

健康早起，有方可循

西方有句諺語說：早起的鳥雀有蟲吃。中國諺語也有——「早起三朝當一工。」意思是說，三天早起，可以多做一天的工作。「早睡早起」一向被認為是健康的生活習慣，同時也是不少現代人無奈且必須的選擇——上班族們為了停車，常常七早八早就得往公司趕；老年人凌晨四、五點鐘就睡不著覺，乾脆去晨練……

不過，按照當代養生觀點來看，早睡早起未必就科學，據最新的研究發現，起床較早的人心臟不好。尤其是老年人，早起更應該小心。多數老年人睡眠較少，睡眠品質較差，常在凌晨四、五點鐘醒來，而每天早上六時左右，一般人的血壓開始升高，心跳開始加速，患有心血管疾病的老人，很容易在此時發生危險，故被稱作是魔鬼時間。

老年人即使早早地就睡不著了，也不要急著起床，躺在床上，先活動一下手腳，然後坐起來，一會兒再把雙腳放在地下，保持坐姿，習慣了一兩分鐘，伸伸懶腰站起來。

很多老年朋友沒有意識到起床慢慢行的好處，起床慢慢行給老化了的心肺、血管有一個適應階段，這樣就能在一定程度上減少在這個時段腦中風、心臟病發作的機率。尤其是在天氣轉變，潮濕、寒冷、暑熱時，更要加倍小心。而且，老年人也應該隨季節的變化，調整自己的作息時間，夏天不妨早起一些，但冬天就要遲起床一些。

早晨起床後，老年人最喜歡做的一件事就是運動，走出家門，找一個地方，打打太極，做做體操。在此，提醒老年朋友，應該注意天氣變化，尤其是冬季的早晨，氣溫較低，起床後，急忙走出家門，溫度的突然變化，容易誘發心血管疾病。

因此，起床後，先不要急著去鍛鍊，可以將窗戶稍微開一條縫，讓身體逐漸適應室外的氣溫後，再出去活動。

老人的活動量不宜過大，時間也不宜過長，運動要循序漸進，從柔和、緩慢的活動開始，如慢跑、太極拳、氣功、徒手操等，在運動時，應以略有心跳加快、略有氣急感爲度，有不舒適感就應立即停下休息，不可逞強。

另外，對於患有動脈硬化、冠心病、肺氣腫、糖尿病等疾病的老年人來說，散步是最佳的運動項目，而且最好不要離家過遠，以免發生意外。

晨間早醒，也是失眠

生活中，很多人每晚花費大量的時間數羊，輾轉反側，對著枕頭長吁短歎，可依然無法入睡；還有人每天早上很早就醒了，睡不著，可又起不來，覺得很累……於是，經常聽周圍的人這樣說：「唉，我昨晚又沒睡好！」這句話就如同小孩子一天到晚常說的「肚子疼」一樣。

這些「沒睡好」的狀態，都是失眠引起的。爲了區分失眠的不同時間階段，一般將失眠分爲入睡困難、睡態不穩、早醒三種形式。平時，我們若是睡眠中易醒、睡眠品質低下，或是睡眠時間明顯減少等，都是失眠的表現。

常常有人早晨四、五點就醒了，醒後疲乏無力，難以再入睡，而且醒後心情並不輕鬆，反而鬱悶不樂。這也是一種失眠。早醒多見於以下幾種情況——

一、**抑鬱性失眠**　抑鬱症患者容易早醒，常在夜裡兩三點醒後難以入睡。而早醒又可以是抑鬱的一種伴隨症狀。所以若是有早醒的問題，可以從抑鬱症著手治療。

二、**心理壓力大**　經過前半夜的深睡期以後，白天經歷的各個事件開始在大腦中出現，同時形成興奮點，若這些興奮點強烈到大腦無法控制時，就會使人早醒，而無法再次入睡。

三、老年性失眠　老年人松果體鈣化，分泌的褪黑素減少，導致生理時鐘紊亂；另外，加之老年人入睡比較早，所以容易醒得早。

雖然我們可以控制自己什麼時候上床睡覺，可是卻無法控制我們何時入睡安眠。也許你會覺得某一晚睡得晚，或是早醒沒什麼關係，其實不然，人的身體是有記憶性的。也就是說，若長期失眠者，就容易睡不著。反過來說，你如果長期到三點鐘都不睡，那麼一、二天早睡了，也會在半夜三點醒過來。

要想改善這樣的情況，首先要從心態上改正。然後，從生活飲食、生活習慣上改正。身心放鬆，有益睡眠。在睡前可到戶外散步一會兒，放鬆一下精神；就寢前可先沐浴，或是用熱水泡腳，這些對順利入眠有百利而無一害。

下面介紹的這些方法簡單易行，有失眠情況的朋友不妨嘗試一下——

●鳴鼓入睡法

上床後，仰臥閉目，左掌掩左耳，右掌掩右耳，然後用指頭彈擊後腦勺，可以聽到呼呼響聲。彈擊的次數到感覺有點累爲止。停止彈擊後，頭慢慢靠近睡枕，雙手自然放置在身體兩側，相信很快便會入睡。

●閉目入眠法

上床之後，先合上雙眼，然後將眼睛微微張開一條縫，與外界保持一些接觸，雖然精神活動仍在運作，可是，交感神經活動的張力已大大下降，從而誘導人體逐漸進入睡意朦朧的佳境。

●聆聽催眠音

可以嘗試聆聽平淡而有節律的音響，比如：蟋蟀叫、滴水聲、春雨淅瀝瀝聲音的磁帶，或者聽聽催眠錄音帶，可以使人體很好地入睡。

●牛奶安神法

在睡前飲一杯加糖的熱牛奶，可以增加人體胰島素的分泌，增加氨酸進入腦細胞，促使人腦分泌睡眠的血清素；而且牛奶中含有微量嗎啡樣式物質，具有鎮定安神作用，可促使人體安穩入眠。

●調整合適睡姿

睡眠姿勢以舒適爲宜，同時可因人而異。不過，睡眠以側臥爲佳，「左側臥屈左足，屈左臂，以手上承頭，伸右足，以右手置於右股間。右側臥位反是。」這種睡眠姿勢可令全身放鬆，睡得安穩。

總之，睡眠應是先睡心，再睡眠，也就是說在睡前要儘量做到不言談，不思索，不過度用腦，在上床後要排除一切雜念，保持安靜；只有睡得好，第二天才可面色紅潤，精力充沛，以更好的狀態擁抱忙碌的生活。

健康小常識

睡眠是人類與生俱來的一項活動，是無師自通，似乎正因如此，我們往往對它採取無所謂知之、無所謂不知的態度。我們需要科學睡眠，才有利於身心健康。而科學睡眠中，睡眠用具更是不可忽視的東西。

用好枕：古語「枕不可高，高令肝縮，過下又令肺縮」。可見，枕頭太高或太低都不適宜，會影響頸部肌肉的自然放鬆。因此，成人枕頭以寬15～20公分，高5～8公分為宜。

床墊不宜太軟：理想的墊物最好是硬床板上鋪以軟硬適中的床墊，可以保持人體脊柱處於正常的生理狀態，同時保證睡眠舒適。

蓋好被：被子不可太重太厚，否則會令身體處於一定的壓力之下，使肌肉無法放鬆。

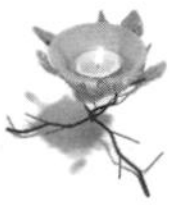

2 寅時吐故納新，肺氣足

讓嬌氣的肺，正常運行

肺，位於胸腔之內，膈膜之上，左右各一個，上連氣道，且通過口鼻與外界直接相通。肺的形狀像一個懸掛著的磬，將整個胸腔塡滿，因此，中醫稱之爲「華蓋」。同時，也意味著肺位於五臟最高位置，不僅如此，肺也具有非同尋常的本事。

《素問・靈蘭祕典論》指出：「肺者，相傅之官，治節出焉。」若是將心比做是一位君主、將肝比做一位將軍，那麼，肺就如一位輔佐君主的宰相一般，協助心臟治理全身，調節氣血營衛，溝通和營養各個臟腑。

肺是人體重要的呼吸器官，通過肺的呼吸作用，我們可以吸入自然界的清氣，呼出體內的濁氣，從而進行吐故納新，實現體內外氣的交換，維持人體正常的新陳代謝，是人類賴以生存的重要生理功能。而肺經最旺是在寅時即凌晨3～5點，氣血流注肺經，肺經值班。這時，是養肺經，肺氣足的最佳時段，人體需要在熟睡中完成這一任務。

然而，肺爲「嬌臟」，十分嬌貴。肺葉嬌嫩，不耐寒熱，容易被邪侵而發病。肺開竅於鼻，主皮毛，自然界寒、熱、燥、濕等邪氣，常易侵犯到肺臟。而且人體內的水飲痰濕也經常停積於肺，其他臟腑的病變也容易影響到肺臟。正因肺體嬌嫩，又易遭受侵害，所以不管是外感或者內傷，經常可見到肺臟的病症。

那麼，如何判斷一個人肺臟的陰陽是否平衡呢？可看其「皮毛」。若是一個人面容光潔，皮膚和毛髮均有光澤，就表示其肺臟功能平衡，生理活動井然有序。具體來說，若女子肺臟陰陽平衡，肌膚就會白嫩、潤滑、有光澤；而男子則表現爲肌膚緻密、強健、有光澤。若是肺臟陰陽不平衡，那皮膚就會顯出色雜暗淡、膚質乾燥，甚至毛髮脫落，易產生悲傷情緒，甚至會導致抑鬱症。

所以說，保持肺臟的陰陽平衡很重要，在生活中，要做到讓嬌氣的肺可以正常運行，它可是我們人體的空調。若是肺氣虛，可以多做深呼吸來增強肺功能。同時，平時可多吃補肺氣、養肺陰的藥物，比如：太子參、沙參、西洋參等。另外，還可多做鍛鍊肺經的運動，以增強機能、改變體質。

日常養肺，告別百病

在上一節，我們說到肺就好比是人體的空調，空調如果得不到及時的養護，就無法給住在居室裡的人，提供新鮮的空氣，有時還會污染環境。同樣的道理，肺也是需要及時養護的。根據肺的生理特點，在日常生活中，我們可以選擇下面幾種的養護方法——

●以氣養肺

肺主氣，司呼吸。清氣與濁氣在肺內進行交換，吸入氣體的品質對肺的功能影響很大。因此，要想令你的肺保持清潔，第一步要戒煙，同時要避免二手煙的危害，不要在空氣污濁的地方逗留太久。

當然，若是條件允許，你可以經常到草木繁盛、空氣新鮮的地方，做做運動，做做深呼吸，並通過刻意的深長呼氣，排出體內的濁氣。

●以水養肺

肺是一個開放的系統：鼻腔—氣管—肺，如此構成了氣的通路。肺部的水分會隨著氣的排出而流失。尤其是乾燥的空氣更容易將水分帶走，從而造成肺黏膜和呼吸道的損傷。這也就是中醫所說的，燥邪容易傷肺。所以，肺保養的重要措施之一就是要及時補充水分。

●以笑養肺

肺在志爲悲憂，憂愁悲傷的情緒容易損傷肺，而患肺病的人也容易變得憂傷。而笑爲心聲，能剋悲憂。因此，多笑一笑，可減少悲傷。同時，笑也是一種健身運動，它可使肺活量增大，胸廓擴張，胸肌伸展。這樣有助於宣發肺氣，有利於人體氣機的升降。

●以動養肺

適當運動可增進肺功能。可以根據自身條件，選擇適合的運動，如：慢跑、踢毽、跳繩、爬山、練功、舞劍等，都可以激發鍛鍊人體的禦寒能力，預防感冒的發生。

●以食養肺

生活中有很多食物具有滋養潤肺的功能，比如：秋梨、甘蔗、百合、蘿蔔、豆漿、豆腐、核桃、黑芝麻、松子、蜂蜜等食物。特別是皮膚乾燥的朋友，多吃這些食物大有益處。當然，也可以根據喜好做成藥膳來食用。

1．**蜜汁蓮藕**　蓮藕500克，蜂蜜120克，蓮藕去皮切片裝盤，將藕片在清水裡泡下，然後將蜂蜜調勻淋在藕片上，將弄好的藕片蒸15分鐘即可。養陰止血，潤肺止咳。

2．**蜂蜜百合湯**　百合10克，蜂蜜25克。將百合洗淨放入碗內，加入蜂蜜及清水100克，待鍋內清水燒沸後，隔水放入蒸鍋內蒸50分鐘取出溫服，對於潤肺止咳具有食療的功效。

3．**川貝雪梨湯**　雪梨2個，配川貝4克，冰糖75克。將雪梨去皮去核切成小塊放入大碗內，加入川貝、冰糖及清水150克，待鍋內清水燒沸後，隔水放入蒸鍋內蒸1小時取出溫服，可以潤肺止咳，清熱化痰。

● **以藥養肺**

有一些中藥，如：麥冬、南沙參、北沙參、五味子、冬蟲夏草、燕窩等，都具有養肺的功能，可在醫生的指導下選用。

儘管肺是一嬌臟，但只要人們平時注意保養肺臟，減少對其傷害，肺就能更好地發揮它的生理功能，讓人們遠離肺病。

長坐辦公室，養肺勢在必行

對辦公族而言，肯定都曾有過這樣一些體會——

● **在辦公室裡經常覺得悶**

王小姐是在一家外企上班的OL，她所在的辦公室是普通的格子間，一個格子間坐四人，影印機等擺在相對隱蔽的位置，這應該對人體危害不大。可是，隨著中央空調的開啓，王小姐經常覺得悶，有頭暈目眩的感覺，她心想應該是缺氧造成的吧。

● **感冒此起彼伏**

李女士跟我閒聊的時候說起，她辦公室內工作的姐妹們患感冒的眞是此起彼伏，我想這應該和室內空氣污染有關係。天氣突然熱起來的時候，辦公室便開啓了中央空調，由於門窗經常緊閉，於是就引發了辦公室流感，一人感冒卻傳染了一片。

●「人肉味兒」令人頭痛

高中時候的一個老同學聊天時，說起她們辦公室裡空氣非常不好。冬天從外面剛進來時，都能聞到一股「人肉味兒」，而夏天味道更重。室內外溫差挺大，內部空氣混濁，不通風。而且，影印機等辦公設備很多，輻射嚴重，卻沒辦法。

辦公室空氣污染對人體可產生或輕或重的危害，小到一次噴嚏，大到生命危險。在低濃度的空氣污染物的長期作用下，可以引起上呼吸道炎、慢性支氣管炎、支氣管哮喘及肺氣腫等疾病。

對於辦公族來說，辦公條件只能等待單位改善，但不能一味地被動等待良好的通風設施，還應主動改善自身所處的環境，為自己創造清新的呼吸。

●首先，可以強身健肺

有這樣兩套可行的呼吸操，具有改善、提高自身的肺臟功能，以抗禦辦公室內混濁的空氣等惡劣的工作環境。

1．**捶胸頓足操**　在休息時間，從辦公室裡走出去，兩手交替拍打自己的胸部，原地跺腳或是邊走路邊跺腳，捶胸可以激盪胸腔，刺激肺臟，促進血液循環；而頓足是為了加強血液回流。

2．**長吁短歎操**　原則是靜坐或躺著，進行深吸氣、長吐氣的腹式呼吸，吸氣時間和出氣時間比例約爲1：3，即吐氣的時間至少要長於吸氣的一倍。

具體方法：深吸氣，令肚子鼓起來，再慢慢往外吐氣，將肚子裡的氣慢慢排出，吐氣需儘量延長時間，以調動肺臟潛能，使得在正常呼吸時用不上的生理死腔都被充分調動起來。

可能大家擔心的是，在辦公室空氣混濁的環境裡進行深呼吸會不會造成什麼危害呢？其實大可不必如此憂慮。因爲這種呼吸可以主動健全呼吸道，將肺臟功能提高得越來越強，可有效抵禦疾病。

這兩套操簡單易行，每天堅持10～20分鐘即可。而且對吸煙者來說，它還可降低煙對身體的損害。

• 忙裡偷閒，午休散步

可以開窗的辦公室要儘量開窗，稀釋有害氣體，而不能開窗的高樓裡，辦公族們要充分利用休息時間出去散散步，哪怕十分鐘的透氣也可避免一些室內空氣污染的侵害。

• 營造清潔辦公環境

辦公族可從自身做起，不在室內吸煙；維護辦公環境內的清潔衛生，打掃時提倡濕式清掃，就是拖地以及擦拭桌面、窗臺等處時要用濕的抹布，定期使用消毒劑清潔地毯；要謹慎使用殺蟲劑等容易造成空氣污染的物品。

另外，不要坐在中央空調的排氣孔附近，因爲那裡是髒空氣的必經之路。

●飲食調理呼吸

大多數人可以通過飲食調理改善身體狀況，增加抵禦力，可多吃藕、梨、百合來調理呼吸道健康，喝喝綠茶、桌上擺些綠蘿、吊蘭等綠植，可抵抗電腦等的輻射。

另外，影印機操作人員可增加維生素E的攝入，以保護細胞生物膜免受氮氧化物的損傷。若有呼吸系統疾病，或有失眠、頭暈症狀的人和孕婦，最好都不要操作影印機。

健康小常識

平時，我們總可以聽人說腹式呼吸對人體健康有利，可是究竟是怎樣做的呢？難道平時我們的呼吸不是腹式呼吸嗎？

我們平時的呼吸方法都屬於胸式呼吸，這種呼吸法有一個缺點：就是不能大量地吸入新鮮空氣，而腹式呼吸法則可以吸得更深入，同時讓機體主動地排除廢物。

腹式呼吸非常簡單：就是把氣深吸到腹部的同時鼓起小腹，引氣沉於下丹田，在臍下3寸。然後停頓幾秒鐘，再將氣從鼻孔呼出。同時，注意呼氣過程不能少於8秒鐘。我們可以每天晚上臨睡前進行練習，平躺在床上就可開始練習了。

卯時

日出，又名日始、破曉、旭日等。指太陽剛剛露臉，冉冉初升的那段時間。凌晨五時至七時。

1 卯時一杯白開水，疾病繞著走

晨起一杯水，健康自然來

古時，由於沒有鐘錶，古人便用十二生肖中動物的出沒時間來命名各個時辰。到了漢代，人們又將十二時辰分別命名爲——「夜半、雞鳴、平旦、日出、食時、隅中、日中、日昳、晡時、日入、黃昏、人定」。而每個時辰都有特定的經脈值班。

我們看看「日出」代表何時呢？「日出」，是指太陽剛剛露臉，冉冉初升的那段時間，用地支來表示就是卯時，即清晨5時～7時。卯時又輪到誰值班呢？這時大腸經當值，最旺。

在大腸經興奮時段，人們開始慢慢活躍起來，準備起床了。晨起後應及時補水，以補充前一夜丟失的水分，並稀釋血液，可防止血栓形成。而且，補水可令大腸經得到很好的滋養和運動，促使胃腸蠕動，幫助身體排毒和清理。同時，動物蛋白質在體內分解代謝會產生一定的毒性物質，晨起一杯水，可通過促進排尿，儘快將它們排出體外。

那麼，補水的任務該由誰來完成呢？白開水是承擔這一任務的最佳選擇。其他飲品，不論是濃度高低，都無法達到白開水的保健功效。相反，還有可能造成血液的進一步濃縮。

可能也有朋友習慣在白開水中加點鹽，認爲飲用這樣的水更有益。其實，並不是這樣。在正常生理情況下，人體對鹽的需求量很小，每日僅爲2～3克，自然飲食完全可以滿足。若是沒有大量出汗或其他特殊需要，也就沒有必要飲用淡鹽水，尤其是沒有必要養成飲用淡鹽水的習慣。當然，爲了口腔消毒，或緩解咽喉腫痛，用淡鹽水或飽和的濃鹽水漱口是一種有效方法，不過，這與飲用淡鹽水是兩回事。

另外，不管是健康人、高血壓病人，或是伴有高血壓的其他疾病患者，增加鹽的攝入量都有可能升高血壓。對健康人而言，血壓升高的結果可能還不至於造成高血壓，可對高血壓患者來說，則可能是雪上加霜，導致病情波動。所以，任何促使血壓升高的因素，如飲用淡鹽水等都應儘量避免。

同時，晨起是一天中血黏稠度最高的時候，血壓也達到第一個高峰，對心臟病患者而言，清晨是病情波動最危險的時期，被稱之爲魔鬼時間。因此，起床後，來一杯白開水非常重要，可避免血液黏稠時就開始一天的各種活動，以免引發血栓。

水決定健康，會「喝水」很重要

如果有人問你會喝水嗎？你一定會覺得這是一個很傻的問題。喝水並非我們想的那樣，舉起杯子狂飲一番，正確的喝水是很好的養生保健之道，這裡面蘊含很多的學問，可惜的是，人們對此並沒有給予足夠的重視。

•口渴了才喝水

口渴了要喝水，餓了要吃飯，這看似是很科學的做法，其實並不正確。即使不覺得渴，還是要喝，喝水應該是一件主動的事情，千萬不能等到口渴了才想起去喝水，要知道那時就像是資金短缺了，發出了信號，意味著早已經發生了危機。

•水要慢慢喝

口渴的時候，人們常常不管三七二十一，習慣「咕咚咕咚」豪飲一番，殊不知這種飲水的方法對健康並無好處。少量、多次、慢飲才是正確喝水的基本準則。合理的喝水方法應該是，把一口水含在嘴裡，分幾次徐徐往下嚥，這樣才能充分滋潤口腔和喉嚨，有效緩解口渴的感覺。

如果一次性快速大量喝水，會迅速稀釋血液，加大心臟的負擔，尤其是在運動過後，這種情況會更加嚴重，還有天熱出汗較多時，暴飲會反射性地加大出汗量，進一步增加鈉、鉀等電解質的流失，讓人們感覺越喝越渴。

●喝多少水為宜

水應該是需要多少，就補充多少。健康人可以根據尿液顏色來判斷是否需要補充水分：正常的尿液顏色是淡黃色，如顏色太深就應補充水分；若顏色很淺就可能是喝水太多了。

通常認爲，健康成年人每天需要補充2000毫升左右的水分，這2000毫升水分包括食物裡的水分。水的需求量必須根據每個人所處的環境、溫度、濕度、運動量、身體健康情況，以及食物攝取量等而定，沒有一個確定的標準值。

●喝什麼水最好

有些人嫌礦泉水、白開水淡而無味，喜歡把咖啡、濃茶和酒當成水喝，咖啡和茶有利尿作用，喝下這些飲料後，最好補充與其等量的水。而酒是特殊的飲品，每喝下1毫升酒精，就會有10毫升水從尿中排出。因此，喝完酒後應及時補水，需要補充飲酒量的5～8倍，才能滿足身體的需要。

相比較之下，白開水是最好的飲料，煮沸後自然冷卻的白開水，具有特異的活性，容易透過細胞膜，促進新陳代謝，改善免疫功能。它不用消化就能被人體直接吸收，又不會過於刺激胃腸道，而且裡面有多種對人體有益的礦物質和微量元素。

不過，以下幾種水是不能喝的：生水、長時間沸騰的水、重新煮開的水、沒煮開的水、空氣中久置的水、隔夜水和蒸鍋水。

水是一副良藥，請學會用藥

人離不開水，就如魚兒在水中才可自在地游。水是生命的源泉。無論是在中醫還是西醫看來，水都是具有藥性的，任何好藥都替代不了水，可好水卻能代替許多的好藥。水的甘甜在於改善人們很多不良的症狀，甚至可養顏治病。

●色斑：清晨一杯白開水

人體經過了一宿的代謝，體內的垃圾需要一個強有力的外作用幫助排泄，而清晨一杯清澈的白開水是排毒妙方，可淡化色斑，美麗肌膚。如果是糖水或者放入營養物質的水，需要時間在體內轉化，因而無法起到迅速沖刷我們機體的作用。

●噁心：用鹽水催吐

人體出現噁心的情況很複雜。有時是對吃了不良食物的一種保護性反應，在這種情況下，不要害怕嘔吐，因爲吐出髒東西可以令身體舒服很多。

若是感到特別難以吐出，可以準備一杯淡鹽水，喝上幾大口，可促使汙物吐出。等吐淨後，還可以用鹽水漱口，以簡單消炎。此外，治療嚴重嘔吐後的脫水，淡鹽水也是很好的補充液，能夠緩解患者虛弱的狀態。

●發熱：間斷性、小口補水

當劇烈運動後，身體的溫度會驟然上升，大量汗液排出，因此適當飲水將是對身體最緊急的呵護。不過，在運動中很忌諱猛烈補水，如一口氣喝上兩瓶飲料，這樣會加重心臟的負擔，因而在運動中應以間斷性、小口補水爲宜。當然，在運動前補水也是很不錯的保養方法。

●肥胖：餐後半小時喝一些水

有些人認爲不喝水可以減肥，這實在是謬論。想減輕體重，又不喝足夠的水，身體的脂肪無法代謝，體重反而會增加。

體內的很多化學反應都是以水爲介質進行的，比如：消化功能、內分泌功能等都需要水，同時代謝產物中的毒性物質也要靠水來消除，而且適當飲水可避免腸胃功能紊亂。對於想瘦身的MM來說，可以在用餐半小時後，喝一些水，以增強身體的消化功能，幫助你維保持苗條的身材。

● 便秘：要大口大口喝水

便秘是令人痛苦的事情，其成因一個是體內宿便沒有水分，一個是腸道等器官沒有了排泄力。若是前者需要查清病因，日常要多飲水。

而後者的臨時處方是：大口、大口地喝上幾口水，吞咽動作儘量快一些，如此，水可以儘快地到達結腸，刺激腸蠕動，促使排便。要記得，可不要一小口、一小口地喝，那樣水流速度慢，水就很容易在胃裡被吸收，產生小便。

● 感冒：喝比平時多的水

每當感冒時，醫生總會叮囑：「多喝水呀！」這句醫囑可謂是最好的處方。因爲當人感冒發燒時，人體出於自我保護機能的反應會自身降溫，這時便會有代謝加快的表現，如：出汗、呼吸急促、皮膚蒸發水分增多等，就需要補充大量的水分，來滿足自身降溫的需要。所以，若能多喝水，就可促進出汗和排尿，同時有利於體溫調節，這樣感冒症狀便會很快就消失了。

● 咳嗽：多喝熱水

當遇到咳嗽、有痰的症狀時，很多人都會感到憋氣、難受，痰液難以咳出。這時，最好的緩解辦法就是要多喝水，而且是要多喝熱水。

這樣做的原因是什麼呢?首先，熱水可以稀釋痰液，令痰容易咳出；其次，飲水的增多使得尿量增加，可促進有害物質的迅速排泄。

此外，還可以安撫氣管與支氣管黏膜的充血與水腫，降低咳嗽的頻率。

健康小常識

生活中，有各式各樣的水供我們選擇。特別是純淨水、礦泉水等，方便解渴，可是不少朋友習慣喝存放了幾日的純淨水、礦泉水；這樣的習慣可不利於身體健康。

因為水久置以後，其中含氮的有機物會不斷被分解成亞硝酸鹽，若經常飲用這樣的水，亞硝酸鹽與血紅蛋白結合，就會影響血液的運氧功能。

因而，瓶裝、桶裝的各種純淨水、礦泉水不宜存放過久，至少大瓶的或桶裝的純淨水、礦泉水超過3天就不應該再喝了。

2 卯時飲酒，喝壞身

卯時酒，醉到酉

古人說「莫飲卯時酒，昏昏醉到酉」，這句話的意思是說，早晨喝酒會大醉一天。而從中醫角度來說，卯時喝酒也是對身體健康最爲不利的。

那麼，爲什麼說卯時飲酒對人體傷害最大呢？這是由於人體產生的有毒物質是依靠肝臟來清除的，而肝臟的工作效率是晚上較高，清晨較低。若是在卯時，即晨起就飲酒，肝臟的工作效率最低，解毒能力最差，會導致血液中酒精濃度提高，必然會對身體造成傷害。

因此，人們不宜選擇在卯時飲酒，一天之中，最佳喝酒的時間應該是晚餐時分，因爲酒精經肝臟分解時需要多種酶與維生素的參與，而人體此時分解的解酒的酶相對多一些，有利於乙醇的分解，再就是晚上不會影響人們的生活和工作。

在日常生活中，我們經常可以看到這樣的人，他們喜歡喝酒，一日三餐都要喝酒，有的人甚至空腹飲酒，其傷害就更大。正所謂：一日之「饑」在於晨，空腹飲酒會導致神志恍惚、損害肝臟功能、引發意外事故，更甚者還可危及生命。《備急千金要方》論「一月之忌者，暮無大醉」。這些都說明飲卯時酒對健康極爲不利。

剛才我們提到，早晨不宜飲酒，最佳飲酒時間爲晚上，不過，需要強調的一點是，晚上也不要多飲。古人指出：「再三防夜醉。」《本草綱目》也有記載：「人知戒早飲，而不知夜飲更甚。既醉且飽，睡而就枕，熱擁傷心傷目。夜氣收斂，酒以發之，亂其清明，勞其脾胃，停濕生瘡，動火助欲，因而致病者多矣！」

意思就是說，到了晚上，夜氣收斂，一方面所飲之酒無法發散，熱壅於裡，有傷心傷目的害處；而另一方面，酒本是發散走竄之物，會擾亂夜間人氣的收斂與平靜，從而導致人體生病。

所以，儘管晚上可以飲酒，但絕對不可過量，亦不可飲得過晚，儘管酒可以爲人們帶來意想不到的刺激感，甚至是飄飄欲仙，可會以身體健康爲代價，酒中需愼行。

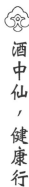

酒中仙，健康行

「杜康造酒醉劉伶」，劉伶喝酒而有酒名；「花間一壺酒，對影成三人」，李白喝酒而有詩名；「三碗不過崗」，武松喝酒而添英名……從古到今，酒似乎總有神奇的魔力，吸引著人們，也成就了不少美名。

到了現代，酒的文化更盛，什麼無酒不成席，酒逢知己千杯少等等，人際交往、找人辦事更是離不開酒桌。有人說：「這酒啊，看起來像水，喝到嘴裡辣嘴，喝到肚裡鬧鬼，走起路來絆腿，半夜起來找水，早上醒來後悔！」可是，這酒又不能不喝，後悔也要喝下去，那麼如何在酒中健康行走，不受醉酒之苦呢？

●做好喝酒前準備

人人皆知：酒可傷肝。爲了儘量減少酒精對胃和肝臟的傷害，減少脂肪肝的發生，這喝酒前的準備工作非常重要。

在赴宴之前，可在家中先吃點東西，墊墊胃。那具體吃點什麼好呢？一般吃點高蛋白食物比較好，如吃兩個雞蛋，喝點牛奶、豆漿等。因爲高蛋白食品在胃中可以和酒精結合，發生反應，從而減少對酒精的吸收。

另外，吃點餅乾，糕點等也不錯。總之，不要空腹喝酒，否則酒精在胃內很容易被吸收，導致醉酒。

●做好酒中保護

「酒過三巡、菜過五味」，這是古代留下來的酒場諺語，也提醒我們喝酒時吃菜是多麼重要。在喝酒前，要儘量先吃點菜，然後再喝酒，其原理和酒前準備一樣。

不要空腹喝酒，既容易醉，又會傷胃。但是，忌用鹹魚、香腸、臘肉下酒，因爲這些熏臘食品含有大量色素與亞硝胺，與酒精發生反應，不但傷肝，還會損害口腔與食道黏膜，甚至誘發癌症。

另外，人們在飲酒，特別是大量飲酒時，常常會產生飽漲感，以至於喝完酒後就不想再吃飯了，這樣不利於健康。在喝酒的同時應多吃飯，補充足量的碳水化合物，可減少乙醇性脂肪肝的發生。

●做好酒後保護

1·及時解酒　喝酒後，難免會有頭暈，頭疼，嘔吐等不適感，令人痛苦，這時需要儘快醒酒，以減少醉酒帶來的傷害。下面這幾招醒酒的方法，簡單易行，飲酒者可根據情況，選擇適合自己的方法，嘗試一下。

（1）飲芹菜汁。鮮芹菜洗淨切碎榨汁，當茶喝，每隔5分鐘喝一次，連飲三次，這個方法對酒後頭痛、腦脹、臉紅有特效。

（2）服白蘿蔔汁。將生白蘿蔔洗淨榨汁，稍加熱服下，每隔10分鐘飲一茶杯，三次即可解去酒氣。

（3）吃大白菜心。將大白菜心切絲，加入少量白糖、白醋，拌勻後醃漬3～5分鐘服下，這個方法可以很快解酒。

2．酒後注意事項　人們往往會忽略喝酒之後的一些注意事項，這些也關係到身心健康，我們看看都有哪些是需要我們注意的呢？

（1）不要開車。酒後絕對不要開車，以免傷人傷己。

（2）不要飲茶。人們總認爲「濃茶解酒」，這是一個嚴重的誤會。酒後飲茶會將酒精引到腎臟，可能導致一系列的泌尿系統疾病。並且酒和茶都有刺激心臟的作用，因而會更加重心臟的負擔。

（3）不要受涼。飲酒後，體表血管擴張、血液循環加快、毛孔張開、皮膚發紅、體溫調節失控，此時倘若受涼很容易就會生病。

（4）不要服藥。酒性與藥性往往無法互補，反而互剋。若酒後服藥尤其是立即服藥，有可能會增加毒性，或是產生副作用，以及影響藥效。

（5）不要性交。有人錯誤地認爲喝酒可提高性功能，事實上，男人酗酒或過度飲酒後性交會導致陽痿；而女人則會出現月經紊亂、停經、性欲低下等，甚至還會罹患不育症。

冬藏之季，以酒養生

中醫常說：「酒者，既益人，亦能損人。」酒喝對了，才有利於身體健康。而冬季正是喝養生酒的好時節。下面就讓我們來看一看，都有哪些養生酒方供我們選擇呢？

●暖身方

酒是溫性的，古人喝酒一般要「燙」一下再喝，這樣可更好地發揮酒的暖身效果。冬季氣溫低，很多人有手腳冰涼的問題，在吃飯的時候不妨也「燙」點黃酒或米酒，或是平時燒飯做菜時添加少許黃酒也可。

在養生酒中，醪糟（酒釀）特別值得推薦，因爲它的酒勁很小，還具有活血、驅寒、暖身之功效，尤其適合平時喝。

醪糟的喝法也很多，可加入橙汁、獼猴桃汁、檸檬汁、草莓汁等果汁製成風味別緻的果汁醪糟，或是直接加入切成丁的水果，打造成醪糟水果。

另外，也可以加到湯圓裡，製成醪糟湯圓，這是我們日常最熟悉的食用方法。

●止痛

秋冬季往往是風濕和類風濕疾病經常發作的季節。中醫說：「治痹症裡頭，可以弱酒」，而這裡的弱酒指的是花雕、黃酒及料理酒，此類酒都具有通絡活血的作用。可以在煎中藥的時候將黃酒倒上一點，可助通經活絡。

不過，這些酒可不能用二鍋頭這樣度數太高的白酒代替。另外，如果女性朋友有痛經的問題，可以用些醪糟（酒糟），有活血通經的作用，如醪糟雞蛋。

醪糟雞蛋不但營養豐富，還可緩解痛經。具體做法：將醪糟加適量水燒開後，打入雞蛋花，同時撒入杏仁、開心果、花生、核桃仁、葡萄乾，以及適量白糖，最後再加入熱的牛奶。

●養顏

秋冬季節，皮膚乾燥，還有不少女性朋友常爲了臉上的雀斑、黃褐斑而苦惱，此類病症多見於肝鬱氣滯，伴隨有胸脅脹痛，月經失調，或是伴有胸悶、氣短、抑鬱等。可用黃酒泡上一些疏肝理氣的中藥，能起到養顏祛斑的作用。

1．**枸杞綠豆酒**。枸杞子100克，女貞子、龍眼肉、仙靈脾、生地、綠豆各50克，柿餅200克，搗碎後放入布袋，加入高度燒酒5公斤。泡製一天後就可以飲用。

2．**玫瑰陳皮酒**。檳榔20克，青皮、荔枝核、陳皮各10克，砂仁、綠萼梅各6克，玫瑰花8克，荔枝核可在藥店加工成粗顆粒，然後裝入布袋，加入黃酒1600CC，再以小火燉20～30分鐘。若是喜歡甜味，可以加入適量冰糖。最後，用罎子或酒瓶裝好，密封。可每天服用兩次，每次大概20CC左右。不過，孕婦忌服。

這樣的養生酒可溫腎補肺，美澤肌膚毛髮。另外，對老年虛勞咳嗽，疲倦乏力，腰膝酸軟也有不錯的效果；即使是平時無病，也可作爲保健酒來喝。可以早晚各服一次，但是，每次不可超過半兩。

健康小常識

現在，有越來越多人喜歡酒後健身，如打網球、撞球、保齡球，認為這樣做既可鍛鍊，又可「醒酒」。其實，這是錯誤的方法，酒後立即運動對身體有害而無益。

因為酒精具有抑制心肌收縮的作用，它會令每次心跳時心臟泵出的血液量減少，進而造成心跳加速，加快血液循環量，而運動本身會增加心肺等臟器的負擔。所以，無論身體多麼健康，酒後運動都有可能引起不容忽視的嚴重後果。

另外，若是酒後馬上運動，身體需要動員大量的血液到四肢肌肉，這自然會減少對肝臟、胃腸道的血液供應。如此，既妨礙肝臟對酒精的解毒作用，也會有損胃腸道的消化功能，對身體健康極為不利。

一般來說，餐後二小時運動比較合適。若是喝酒了，更需要多休息一段時間，等清醒後再進行比較緩和的運動，例如散步等等。

3 卯時排便，一天輕鬆

晨起溫水，卯時排便

《素問・靈蘭祕典》說：「大腸者，傳導之官，變化出焉！」中醫爲每個臟腑都擬了一個官稱，大腸爲傳導之官。何爲「傳導」呢？望文生意，可理解爲傳化和疏導的意思。根據此官名，也可了解大腸的兩大功能爲主傳化糟粕和主津。

大腸是如何實現糟粕的傳化呢？大腸上接小腸，負責收納小腸食物殘渣，吸收其中多餘的水液，然後形成糞便。由於大腸之氣的運動，又將糞便傳送到大腸末端，再經肛門有節制地排出體外。如此，人體糟粕便通過大腸得以轉化。而大腸主津，是指大腸可吸收水分，參與體內水液代謝的調節功能。

那麼，大腸的功能，何時發揮得最好呢？那就是在卯時，即早晨5時～7時，這個時段爲大腸經當令，最旺。大腸「主管」全身氣血流行的「大局」，在它值班時，我們最應該養成排便的習慣，這是人體氣機自然的一種走勢。

卯時，天已亮了，即天門開了，相對而言地戶也要開，而地戶就是中醫所說的魄門，指的即是肛門。這時，就不要仍躺在床上繼續睡覺，應按時起來，然後喝一杯溫水，再如廁，將腸中的廢物排出體外，相信瞬間便會感到體輕氣爽，精神十足地開始新一天的生活。

由於大腸是身體的末端，負責的又是消化後的殘餘食物，通常氣味不佳，所以人們常常忽略它對健康的影響。生活中，我們總是只顧享受食欲，卻將痛苦留給大腸。常有一些人極愛麻辣火鍋等辛辣食物，可方便時卻如火燒般痛苦；還有些人喜愛膏粱厚味、肥軟精細之物，由於缺乏纖維質，導致殘渣不易排出，積留在大腸中，久而久之即成爲致病因子。

爲了避免類似事情的發生，我們一定要照顧好自己的大腸，特別是卯時這一時間。在卯時對大腸經最好的照顧，就是按時排便。

一旦出現排便異常的情況，則建議到醫院做一下檢查。如果是疾病原因造成的排便異常，那就有可能是由於飲食無規律或情緒波動太大造成的，可不必太擔心。最好養成每天在同一時間排便的習慣，這樣即便是沒有很明顯的便意也可以排出來。另外，有便祕習慣的朋友，不必管什麼定時排便，只要有了便意，就可馬上去排出。

雖然一提及大便，似有不雅。可此爲人之常情，人人都必須面對。而且大便形狀和顏色，常常是某些疾病的徵兆。

一般而言，大便以黃色成形爲原則，若是大便不成形，就可能是身體不夠健康的信號。簡單看，大便的顏色若爲很淡的黃色，有的甚至接近於白色，可能爲消化不良；若是帶有鮮紅色，表示肛門或直腸處出血；若是暗紅色則有可能是腸道出血；而黑色則表明胃部有毛病。總之，大便太硬或太軟，顏色偏黑、偏紅、偏棕色，甚至偏綠、帶有油脂，都需特別留意。亦即「有傷大雅」的大便可以作爲健康預警。

擊退「久坐便秘」，疾病就減少

什麼是久坐便秘？大家對這個名詞可能很陌生，或是好奇，但它對於久坐辦公室的上班族來說，是再熟悉不過的了。因爲這些人多是久坐便秘的患者，這與他們長期坐在辦公室裡不怎麼運動是密不可分的。

導致便秘的因素有很多，最常見的因素是大腸肌肉缺乏彈性、蠕動能力很差，以致便便移動得很慢，甚至「塞車」，無法順利排出；更糟的是，便便待得越久，水分被大腸吸收得越多，會越來越硬得像石頭，排便就會越來越困難。

可能你會有這樣的疑惑，爲什麼腸道肌肉蠕動能力會變差呢？主要有四個原因：

1．**不良排便習慣**　一些人爲了節省時間，常常是邊上廁所邊看書報雜誌；或是即使有便意，也爲了忙於工作，能忍則忍。長期下來，腸胃運作受阻，致使糞便在體內停留過久而變得乾硬，結果就很難排出體外了。

2．**活動太少** 排便時尤其需要使用腹部肌肉，而上班族久坐不動，使腹肌得不到有效鍛鍊，久而久之，腹肌鬆弛使不上力，腸道蠕動也減緩而導致便秘。

3．**壓力與熬夜** 壓力過大會打亂自律神經平衡，引發腸胃功能與內分泌失調，加重便秘症狀，而熬夜則會影響生理時鐘，妨礙器官休養，造成便秘。

4．**濫用緩瀉劑** 長期任意使用緩瀉劑，會導致體內電解質失衡，削弱腸道功能，讓腸壁肌肉無力，從而對藥物產生依賴性，致使便秘狀況越來越惡化。

人們要徹底改變便秘的症狀，就要從以上幾個方面入手，養成良好的排便習慣，定時排便；增加運動量；養成合理的作息習慣；禁止濫用藥物。除此之外，合理飲食也是避免便秘發生的重要因素，具體措施敘述如下——

●五穀雜糧和根莖類可作為主食

平常建議用糙米、胚芽米取代白米煮飯，若能適量加入燕麥、薏仁等營養穀物更佳；要吃麵包、麵條時，以選擇全麥製品爲佳。此外，馬鈴薯、番薯等根莖類的通便效果也非常好。

● **多食豆類**

可用豆類及其製品取代肉類，具有高纖、無膽固醇，與抗氧化的特點，若將豆類研磨成粉與牛奶混合，則是很棒的通便飲品。

● **常吃乳製品**

牛奶是天然的緩瀉劑，便秘患者若在睡前飲用一杯牛奶，次晨就容易產生便意。此外，也可以多食優酪乳、乳酪、優格等發酵乳製品來補充有益菌，以調整腸胃機能。

● **與蔬果為伴**

每日至少食應該用三份蔬菜、兩份水果，方可攝取到足夠的維生素、礦物質，與膳食纖維。

平日可多吃有「嚼勁」的蔬菜，比如：芹菜、竹筍、胡蘿蔔、萵苣、菠菜、蓮藕、包心菜、豆芽、南瓜、牛蒡、洋蔥等「好菜」，具有刺激腸壁蠕動、加速排便的功效。

而水果富含果膠，有軟便效果，如桃子、芒果、梨子、棗子、柿子、柑橘、柳丁、木瓜、柚子、草莓、鳳梨、香蕉等都有助於排便。不過，水果中以蘋果和梅子最好，若能每天吃一個帶皮蘋果或經常吃些梅子，排便就會很順暢。

花了這麼多篇幅來說便秘，可能有些人會認爲是小題大做，認爲便秘不算什麼疾病，沒什麼大不了的。其實不然，長期便秘會引發多種疾病，比如，便秘會造成腹壓上升，導致尿液蓄積體內、假性腹瀉、排便失禁、直腸脫垂、痔瘡與肛裂，以及憂鬱煩躁、坐立不安等等。

最恐怖的是糞便完全阻塞腸道，造成腸壁受傷，進而發生大腸壁潰瘍甚至穿孔腹膜炎，這時就得進行緊急手術了。因此，大家千萬不可把便秘不當回事。

久坐不動，痔瘡上身

十人九痔，痔瘡是一種常見病、多發病，而對於久坐的上班族來說，痔瘡幾乎是十人九痔，痔瘡之所以「偏愛」坐辦公室的人，其原因就出於辦公一族「久坐不動」。

辦公族長時間保持坐姿，特別是現在的坐椅都是軟座，當人體處於這個軟座上時，腹部血流速度會減慢，下肢靜脈血不能回流，血液循環受到阻礙。在這種情況下，直腸靜脈容易發生曲張，導致血液淤積，最終形成一個靜脈團，這就是痔瘡。

同時，長期久坐不動會令肛門部位缺乏活動，使肛門部位的肌肉彈性下降，收縮力減弱，直腸黏膜下滑，也會導致痔瘡生成或痔瘡加重。

得了痔瘡，手術是治療方法之一，但對一些症狀比較輕的痔瘡，只要生活中多加注意，就能減輕症狀。防治痔瘡的方法同防治便秘的方法大同小異，養成按時排便的習慣，另外，還要多吃新鮮蔬菜少吃辣。

另外，在辦公室工作的人要多坐硬板凳。當人坐在硬板凳上時，臀部有兩個坐骨節支撐，這樣血液循環受到阻礙較小，能減少痔瘡的發生。

對於已經患上痔瘡的人，如果症狀比較輕，可以嘗試一下痔瘡的食療方法，中醫在治療痔瘡方面有一些獨到的方法，效果相當明顯。

1．桑仁糯米粥

原料：桑仁100克，糯米150克。

做法：將桑仁煮取汁，與糯米同煮成粥。可每日1～2次，空腹食用。

功效：具有滋補肝腎、養血功效，特別適用於五痔下血，煩熱羸瘦等。

2．絲瓜豬瘦肉湯

原料：絲瓜250克，豬瘦肉200克。

做法：先將絲瓜切塊，豬瘦肉切片，然後加水適量煲湯。每日2～3次，可用食鹽調味，佐膳食用。

功效：具有清熱利腸、解暑除煩之功效，特別適用於內痔便血初期。

3．無花果燉豬瘦肉

原料：無花果（乾品）100克，豬瘦肉200克，

做法：先加水適量，盛瓦鍋內，隔水燉熟，調味即可。可每日服2次。

功效：可健胃理腸、消炎解毒，適用於痔瘡以及慢性腸炎等。

4．黑木耳餅

原料：黑木耳5克，柿餅30克。

做法：先將黑木耳泡發，柿餅切塊，然後加水煮爛即可食用。每日1～2次。

功效：具有滋養益氣、去瘀止血之功效，適用於痔瘡出血。

健康小常識

體育鍛鍊也是治療痔瘡的好方法。適當地從事體育運動，可降低靜脈壓，加強心血管系統的機能，從而消除便秘，這些對痔瘡的防治都有著非常重要的作用。

一、提肛運動。放鬆全身，將臀部以及大腿用力夾緊，配合吸氣，舌抵上齶，同時將肛門向上提收。提肛後要稍稍閉一下氣不呼吸，然後再配合呼氣，全身放鬆。這樣每日早晚兩次，每次做十幾下就可以了。

二、揉腹運動。仰臥，兩腿自然伸展，以氣海穴（臍下一寸處）為中心，用手掌做旋轉運動；以逆時針旋轉20～30次，再以順時針旋轉20～30次。

三、提重心運動。兩腿併攏，兩臂側上舉至頭上方，同時腳跟提起，做深長吸氣；然後兩臂在體前自然落下，同時腳跟也隨之落下，並做深長呼氣，這樣可連續做5～6次。

四、交叉起坐運動。將兩腿交叉，坐在床邊或是椅子上，全身保持放鬆；兩腿保持交叉站立，收臀夾腿，提肛；坐下還原時放鬆全身，如此連續做10～30次即可。

4 卯時叩齒，保安康

晨起養生，叩齒咽唾

「百物養生，莫先口齒。」牙齒承擔著保護消化道的重要任務，是人體的重要器官。中醫認爲，牙齒與腎臟緊密相連。「腎主骨，齒爲骨之餘。」意思是說，腎臟可支援骨骼和骨髓的生成，而牙齒是人體骨骼的一部分，若牙齒鬆動，則意味著可能是氣血不足、腎氣虛衰。所以說，護牙就可養腎。

在《修齒要旨》中介紹長壽經驗時說：「每晨醒時，叩齒三十六遍。」老年人通常在卯時5～7點醒來起床。堅持卯時叩齒，可強腎固精，疏通氣血，通暢經絡，平衡陰陽，從而增強機體的健康。

而現代醫學研究也證實，叩齒可對牙周組織產生生理性刺激，促進牙周組織的血液循環，興奮牙神經和牙髓細胞，從而增強牙周組織的抗病能力和再生能力，令牙齒變得堅硬而穩固。

叩齒方法很簡單：精神放鬆，口唇微閉，心神合一，空口咬牙，輕重交替，節奏有致。每次叩齒數目多少不限，可因人而異。同時，叩齒的力度也可不求一律，可根據牙齒的健康程度，量力而行。不過，最重要的是必須持之以恆，才能有所成效。

另外，叩齒結束，用舌在腔內攪動，先上後下，先內後外，如此攪動數次，可有效按摩齒齦，加快牙齦部位的營養血供，而且可聚集唾液，分次吞咽。你可別小看這唾液，養生學家將它稱之為「金津玉液」，與精、血一樣，是生命的物質基礎，對人體健康長壽、攝生保健，起著不可忽視的作用。

《黃帝內經》曰：「脾歸涎，腎歸唾」。《紅爐點雪》中有云：「津既咽下，在心化血，在肝明目，在脾養神，在肺助氣，在腎生精，自然百骸調暢，諸病不生。」據說，慈禧就是利用吞津的方法來延年益壽，美容養顏的。

總之，唾液可維持口腔的清潔，幫助浸濕、軟化食物，利於吞咽，其中含有澱粉酶，可促進消化吸收，還可滋陰降火，生津補腎，潤澤肌膚毛髮等。

而現代醫學研究也證實，唾液中含有氨基酸、免疫球蛋白、各種酶和維生素等，這些物質可參與機體新陳代謝和生長發育，以及增強免疫機能等等。

晨起叩齒咽唾的養生方法，簡單易行，非常適合老年人鍛鍊，但這種健身方法只有持之以恆，才能達到健身的目的。

看牙齒，知健康

生命品質的基礎是身體健康，可牙齒健康與生命品質之間的關係可能許多人並不了解。其實，牙齒與健康的關係非常密切，如：食物需要靠牙齒咀嚼，而食物的吸收也需要牙齒的咀嚼，若是牙齒不好就會影響咀嚼，也就影響到食物的吸收。

同時，牙齒是否健康，不僅影響人的身體，同時與容貌、語言表達也有著密切的關係，甚至會作用於人的精神。那麼，哪些症狀預示著我們的健康有了問題呢？讓我們一起看看牙齒的健康狀況，它往往是某些疾病的徵兆。

●牙齒缺失

健康漂亮的牙齒是人體健康的一個標誌，若是你的牙齒不夠整齊，或是牙齒缺失，就需檢查一下你的營養問題，最起碼不要偏食或貪食。

營養不足或是過量都可造成牙齒的形成不全，牙質脆弱。牙齒喜歡蔬菜，蔬菜能增加牙齒中的鉬元素，增強牙齒的硬度和堅固度，而多咀嚼含纖維素的蔬菜也可對牙齒起到輔助清潔的作用。

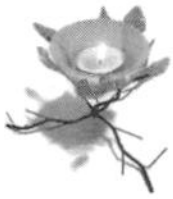

●牙齒有斑

若是你的牙齒不夠清潔，上面附有牙菌斑，就應注意一下自己的心臟是否健康。研究顯示，牙菌斑會導致牙齦炎，進而使肌體免疫機制做出反應，表現爲白細胞（白血球）增多。而白細胞增多是心臟病的主要誘發因素之一。因此，如果你本身心臟就不太好，就更要養成飯後漱口的習慣。

●牙齦出血

若你常常在刷牙時發現牙齦出血，有時候輕咬一口食物，也會留下了血印，那麼就要當心自己是不是肝臟出現了問題。也許你會說這是牙周病，但是牙齒出血也可能與肝病有關，需要引起重視。

這種現象在慢性肝病患者中非常普遍，還會伴有鼻子流血、月經過多。有這種情況，主要是肝細胞損傷後，肝臟產生凝血因子的功能下降，繼而凝血機制發生障礙。若是肝炎病人的牙齦出血，可以服用維生素C、維生素K以及其他止血藥，以緩解病情。

●牙齒鬆動

發生牙齒鬆動的時間大多是人到中年，通常這個年齡段伴著更年期的到來，骨骼的狀態開始走走下坡，骨密度也越來越低。

牙齒鬆動脫落主要是因牙槽骨不堅固，全身骨質疏鬆情況嚴重引起。發生此種情況沒有很好的補救辦法，所以必須做到提早預防，比如：經常叩齒、提早服用鈣片、進行跳躍、震動式鍛鍊等等。

•牙齒變長

牙齒變長應該是很多糖尿病患者的經歷。其原因是，糖尿病患者的唾液糖分很高，有利於細菌生長，並且唾液中鈣的含量增高，也容易形成結石，這些都會增加牙周病、齲齒等病的患病機率。由於這種情況的逐漸形成，你便會發覺牙齒開始變長，實際那是牙齦萎縮的結果。

•牙齒磨動

磨牙是腸道有寄生蟲的典型症狀，寄生蟲的毒素會刺激神經，導致神經興奮而出現不自主的磨牙。不過，如今生活清潔衛生，患腸道寄生蟲的可能性就比較少見。所以，這種磨牙大多是情緒緊張的一種表現。從醫學上看，磨牙同噩夢、夢遊遺尿一樣，都是一種不由自主的下意識活動。若出現了這種情況，你就需要警惕你的精神狀態，儘量做到徹底的放鬆。

總之，當發生牙病後，應及時去醫院治療，千萬不要認為牙痛是小病，倘若一旦釀成大病，就後患無窮了。

百物養生，莫先固齒

很多人認爲人老了、牙掉了是很自然的現象，其實這是一種錯誤的觀念。要知道好的、健康的牙齒實際上是可以陪伴我們終身的，牙齒也可以長壽。有一個口號叫做「8020」，意思是說到了80歲還應該擁有20顆健康的牙齒，這乃是我們努力的目標。

古語有云：「百物養生，莫先固齒。」中年人身體機能開始衰退，這時若忽視對牙齒的保護，就會隨著年齡的增長，因牙齒鬆動、脫落，或其他牙疾而導致咀嚼能力下降，從而影響進食，繼而造成身體抵抗力減弱，到了老年期甚至會百病纏身。

● 清潔牙齒

無論你如何固牙，如何地保護牙齒，在經過數年、數十年後，牙齒上總會或多或少地滯留污垢或牙石，這些污垢和牙石會令牙齦容易遭受細菌、酸鹼等因素的損傷。因此，我們需要每隔半年到一年間去牙科徹底地清洗一次牙齒，這樣不但可使你的牙齒清潔如初，減少磨耗，還可預防牙齦疾病。

● 清除殘餘食物

隨著年齡的增長，人的牙齦萎縮，牙齒會逐漸產生一些縫隙。我們常有這樣的經歷：在咀嚼食物過程中牙齒間隙裡常會殘留食物纖維，而這些食物殘留在牙縫中，會在細菌的作用下變質發臭，從而損害牙齒，應及時加以清除，最好是使用牙線或牙線棒。

另外，每日早晚刷牙也是必不可少的清潔方式。

●正確咀嚼

咀嚼方法是兩側牙齒交替使用。若是經常用單側牙齒咀嚼食物，那另一側就會因缺少生理刺激而發生組織廢用性萎縮；就是經常咀嚼的一側也會因負擔過重而容易造成牙髓炎，同時，還會影響容貌，如面容不端正。

●糾正不良生活習慣

1．**莫咬硬物**　有些人有吸煙斗的習慣，常常用牙齒咬著煙斗；還有人習慣用牙齒開啓瓶蓋等堅硬物品……這些習慣都會造成局部牙齒的畸形。所以，若是你有長期用牙齒咬硬物的習慣，應儘早糾正，以防牙齒意外損傷。

2．**不可偏食**　牙齒的健康需要各種營養成分，想要牙齒堅固，就不可偏食，應多吃不同品種的食物，包括：水果、蔬菜、肉類、蛋魚類、雜糧類、豆製品、乳製品等。

3．**莫縱欲**　中醫認爲，腎主骨，齒爲骨之餘。而腎精氣沛，則牙齒健康。若是縱欲過度，會令腎精虧損，從而影響到牙齒的堅固。

●常飲茶

醫學研究證明，茶葉中含有微量的氟，因此常飲茶或用茶水漱口的人，可令口腔保持清新，同時口腔患病的機會也會減少。

健康小常識

刷牙對保護牙齒非常重要。刷牙需要「三三制」，就是在每天吃完三餐後刷牙，而每次刷牙要刷夠三分鐘。當然，每日早晚和三餐飯後均應刷牙為最好。若是覺得太麻煩，那飯後必須漱口，至少應保持早晚各刷一次牙。並且，刷牙要在吃過飯的三分鐘內進行，避免細菌在牙齒表面沉積，防止齲齒。在其他時間可用清水、鹽水，或茶漱口清潔口腔。

刷牙方法也很重要：要順著牙齒的生長方向上下刷，而不是用力橫著來回拉，以免損傷牙齦，同時還要減少將食物殘渣刷進牙縫的機會；同時，刷牙力度要輕，不能把牙齒當成地板用力擦。

另外，牙刷應以頭小、刷毛軟為好，一～三個月更換一次牙刷；而牙膏也要經常更換，若長期使用一種藥物牙膏，口腔中的菌群會因此而失去平衡和產生耐藥性，從而容易引發齲齒病。

辰時

食時，又名早食等。古人「朝食」之時也就是吃早飯時間。上午七時至九時。

1 辰時吃飽，胃口好

營養早餐好，保養胃氣少不了

辰時，即爲上午7時~9時，此時胃經值班，吃一頓營養的早餐是對胃經最好的調理。早晨，當我們經過8個小時的睡眠後，會感到特別的精神，自然上午的工作、學習效率要比下午的要高。而這時早餐顯得格外重要，爲一天的開始補充能量。

可是，有不少朋友不重視早餐。有的強調早上時間短，根本沒時間做；有的說剛起來，沒什麼胃口，不想吃；還有的認爲早餐無所謂，湊合了事。其實，這是一個非常不明智的選擇。營養學家強調，無論你有什麼樣的理由，都必須確保吃早餐，因爲一日三餐中，早餐最爲重要。

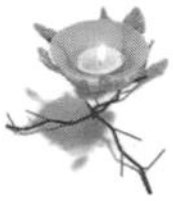

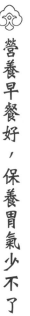

首先，不吃早餐會造成飲食不合理，嚴重影響人體對營養的攝入與平衡。早晨，人體對蛋白質和碳水化合物等營養素的吸收率較高，利用率也最高，而上午的工作、學習任務都較重，也是人體能量消耗較多的時段，若沒有補充充足的熱能，就會出現低血糖徵兆，如：頭暈、心慌、面色蒼白、出虛汗、腿軟無力、饑餓感等。這樣，自然就會影響工作和學習的效率。

其次，不吃早餐容易得胃病。我們的胃就好比是一個食物加工的袋子，所吃進的食物都要經過胃，一點一點地磨碎食物，方可達到消化吸收。當胃裡沒有了食物，可胃還是要不斷地摩擦，時間長了，就會感到胃痛，從而慢慢地形成胃病，甚至胃潰瘍。除此之外，還可誘發其他一些疾患，如膽結石、動脈硬化、冠心病等。

另外，據調查，不吃早餐的人高達60％，特別是以女性居多。問其原因，多數是爲了達到瘦身效果、追求細腰而強忍不吃早餐。過於追求「飛燕」之美的朋友，卻不知這樣的減肥方法是非常錯誤的。

如果早晨不吃早餐，一天就只剩下兩餐。如此，就會延長空腹的時間，每餐的飯量自然也就會增多，從而胃的消化吸收功能也加強了，吃進去的食物就會被完全吸收。因此，不吃早餐的人反而更容易發胖。

況且，你也不用擔心早飯吃得太多會「增肥」，事實上即使吃得再多也不會胖。因爲上午人體陽氣最足，最旺盛，食物很容易被消化。胃經過後就是脾經當令，脾可以通過運化將食物變成精血，進而輸送給人體五臟。若是不吃早飯，在9點以後，脾就是在空運化，也就是沒有東西可以輸送給五臟，這時人體肯定會有不適現象產生，比較顯著的表現就是頭暈。

所以，早飯一定要吃，而且要吃得好，這樣身體才能得到正常發育並保持健康狀態。否則，傷脾傷胃。中醫說脾胃是「後天之本」。因爲人要維持生命，就是依靠食物，而脾胃負責食物的消化吸收，若脾胃不好，人體運轉就會出現大問題。

爲了在辰時，做好養胃的工作，早餐最好安排溫和的食品，不要食用過燥熱或過寒涼的食物。燥熱易生胃火，遇濕則溫熱蘊結，會引發很多問題；而寒涼則傷脾胃，影響消化吸收。相信只要堅持每天辰時合理的早餐，就可助你圓個健康長壽的美夢。

早餐方式多，陷阱也不少

對於多數人來說，早晨是最忙碌的時候，在繁華都市的大街上，你可以明顯地感覺到這一點。每個人都行色匆匆，早餐也通常是在路上解決掉，手裡拿著燒餅油條或是雞蛋煎餅，外加一小杯鹹稀飯或是豆漿，邊走邊吃。

眾所皆知，早餐是一天中最關鍵的一餐，然而卻很少人關注早餐吃得是否科學、營養，吃早餐的目的更多的是塡飽肚子。現代人的早餐方式有這樣幾種搭配組合最爲常見，但它們都各有其營養陷阱，若是不避開，長期下來，必定會令你的健康受到傷害。

●麵包＋牛奶

「麵包會有的，牛奶也會有的」。麵包與牛奶似乎是經典組合。然而，這一早餐方式會加快血糖上升，容易疲倦。無論麵包是鹹或甜，油脂含量都不少，且糖分過多，又經過精緻加工，其營養價值也不高。

總之，含糖量太高的早餐會令血糖很快升上來，又很快降下去，就容易引起疲倦、精神不濟等症狀。如此，一天的工作勢必受到影響。那麼，該如何健康地吃呢？

一、少吃夾餡麵包，其熱量、油脂量與白麵包相比更高。

二、如果你喜歡吃甜麵包，可以選擇全麥吐司抹1小匙果醬，不過還是要避免每天塗抹奶油、花生醬等，否則會令脂肪攝入量增加。

三、比較適當的麵包吃法是：兩片烤麵包夾一片低脂乳酪，再喝一瓶低脂牛奶或優酪乳。若是可以配番茄、生菜、小黃瓜夾著吃，營養會更加均衡。

●燒餅＋油條

上班族早上總是匆匆忙忙，遇到路邊有賣油條、燒餅的就順便解決早餐了，這樣的早餐方式油脂過高，易讓人發胖。油條屬高溫油炸食品，油脂偏高，不易消化，而且經過高溫油炸後的食物，營養素被破壞，還會產生致癌物質。那麼，該如何健康地吃呢？

一、這樣的早餐方式一星期食用不宜超過一次，還需要做到當天的午餐、晚餐必須儘量清淡，可不能再吃炒、炸、煎的食物了。

二、由於這樣的早餐缺乏蔬菜，所以午餐、晚餐要多補充。

三、另外，可搭配喝不加糖的清豆漿，或者只加少量的糖，以免進食的糖分過多。

●清粥＋小菜

瘦身ＭＭ們應該比較青睞這樣的組合，因爲沒有油脂問題存在。可這也一樣存在營養陷阱，其缺乏蛋白質，鈉含量偏高。因爲配粥的一般多爲醬菜、豆腐乳等，這些往往太鹹，鈉含量太高，而且含有防腐劑，若常吃易傷害肝、腎；並且，也缺少蛋白質營養。那麼，該如何健康地吃呢？

1.建議選擇五穀雜糧粥，這會比清粥更有營養，飽足感也更強。

2.吃粥時，不要單一的搭配醬菜，還可配一個荷包蛋或是一份瘦肉，這樣才可補充足夠的蛋白質；若有條件，最好加盤燙青菜，令營養更均衡，同時蔬菜中的鉀，可幫助身體排鈉。

健康小常識

一年之計在於春，一日之計在於晨。早餐作為每天的第一餐，對膳食營養的攝入、保持健康狀況、提高工作和學習效率至關重要。然而，隨著生活節奏的加快和多元化，有太多選擇不吃早餐。

若確實沒有及時吃早餐，也可以採取一些補救措施，比如：準備一些芝麻糊、燕麥片、豆奶粉等可以即沖即食的方便食品；或是隨身攜帶方便食用的核桃仁、花生米等堅果。在上班沿路購買營養價值比較高的食物做早餐，如豆漿、優酪乳、烤地瓜、茶葉蛋、時令水果等等。

下面為大家提供幾組食物以便參考，可作為早餐缺失的補救措施：

1. 芝麻糊＋茶葉蛋＋橘子。
2. 幾片全麥麵包＋一瓶優酪乳＋幾粒小番茄。
3. 一小把花生米＋烤地瓜＋一根香蕉。
4. 一小把核桃肉或者杏仁＋一杯豆漿＋燕麥片。

若是這樣的補救措施也做不到，那麼喝一杯蜂蜜水、吃幾粒花生米，或是吃幾塊餅乾、喝一杯優酪乳，雖然達不到營養合格，可總比完全不吃要好得多。

2 辰時喝豆漿，補脾胃

辰時豆漿，溫暖腸胃

關於豆漿，相傳是西漢淮南王劉安始創，還有這樣一則感人的故事——

劉安是位大孝子，母親身體不佳，一直臥病在床，在那段日子，劉安每天早晨用泡好的黃豆磨成豆漿，然後煮熱給母親喝。如此，日復一日，劉母的病很快就好了。就這樣，豆漿也就漸漸在民間流行開來。也許這只是一個民間流傳的故事，真實性也有待考證，但一個習慣能長久的延續，必然是有理由的。

在《本草綱目》中有這樣的記載——「豆漿——利水下氣，制諸風熱，解諸毒。」《延年祕錄》上也記載著豆漿——「長肌膚，益顏色，填骨髓，加氣力，補虛能食。」

「秋冬一碗熱豆漿，驅寒暖胃保健康」，豆漿自古以來，就備受人們青睞，現在社會上流行一種說法：「男士喝牛奶，女人飲豆漿。」這種說法具有一定的科學道理，大豆含有植物雌激素異黃酮，對女性有特殊生理作用，如調節內分泌、預防絕經期潮熱症、美容養顏等。當然，這並不是說男性喝豆漿或女性喝牛奶就會有什麼害處。

豆漿、油條一直是老一代人早餐中必不可少的，豆漿一般是早晨飲用，而且應與含碳水化合物、澱粉多的食品，如饅頭、麵包等共食，這樣豆漿便可在胃中與胃液發生較充分的酶解作用，平衡飲食，同時幫助消化吸收。

當然，單一豆漿難免不得寵，其實，做豆漿有很多花樣可以嘗試，如枸杞、銀耳、紅棗、花生、綠豆、靈芝等都可以與豆漿搭配，如此不同的組合，也可做出保健價值不同的各色保健豆漿。

●蜂蜜養顏豆漿

原料：黃豆40克，綠豆35克，蜂蜜40克。

做法：先將黃豆、綠豆充分浸泡。然後洗淨，再裝入豆漿機網罩內，杯體內注入適量清水，啓動機器，十幾分鐘豆漿就可做好；等稍涼後再調入蜂蜜攪勻即可飲用。

功效：可滋潤五臟，補氣益血，美容潤腸。

●長壽五豆豆漿

原料：黃豆、青豆、豌豆、黑豆、花生米，按3：1：1：1：1的比例搭配。

做法：先將此五豆按比例搭配好，然後浸泡6～12小時後洗淨，放入豆漿機網罩內約1/2～2/3，在杯體內加入適量清水，啓動機器，十幾分鐘自動熬熟即可飲用。

功效：具有平補肝腎、降脂降糖、防老抗癌、增強免疫等作用，尤其適合中老年人飲用。

●枸杞紅棗豆漿

原料：黃豆60克，枸杞10克，紅棗15克。

做法：先將泡好的黃豆洗淨，枸杞洗淨，紅棗去核洗淨，然後裝入豆漿機網罩內1/2～2/3，再在杯體內加入適量清水，等啓動機器後十幾分鐘便可自動熬熟飲用。

功效：具有安神補腎、補虛益氣、改善心肌營養的功效。

豆漿雖好，但在飲用上也應該注意一些禁忌，由於豆漿性偏寒，故胃寒、脾虛易腹瀉、腹脹的人不宜飲用；不能飲用未煮熟的豆漿，否則會發生噁心嘔吐的中毒症狀；也不要在豆漿中加雞蛋，因雞蛋的蛋白會與豆漿中的胰蛋白結合不易被人體吸收。

秋季進補，先調脾胃

《黃帝內經》曰：脾胃乃後天之本，脾胃在飲食營養消化生理上有相當重要的意義，尤其是到了秋季，更應該注意調理脾胃。因爲此時自然界的陽氣變化，從「長」的狀態轉向「收」的狀態。秋季補養脾胃既是對夏季損耗的彌補，也是冬季貯存體能、積蓄能量的需要。

立秋後天氣仍較熱，且雨水多，濕熱交蒸，合而爲濕熱邪氣。《黃帝內經》言「濕氣通於脾」。由於脾喜燥惡濕，濕邪留滯，最易困脾。一旦早秋脾傷於濕，就會爲冬天的慢性支氣管炎復發種下病根。因此，秋季調養脾胃首先要祛濕。

（1）多吃健脾和胃的食物，如茯苓，以促進脾胃功能的恢復。《神農本草經》稱茯苓爲——「久服安魂養神，不饑延年」。除此之外，豇豆、芡實、山藥、小米等都具有健脾益胃的功效。

（2）忌食生冷食物。立秋後陽氣已開始收斂，陰氣已慢慢增長，過吃陰寒食物易損傷脾陽，應避免進食西瓜、香瓜等寒涼的瓜果。

（3）多吃祛濕熱的食物或藥物。祛濕的藥物最常用的莫過於香薷。《本草綱目》稱：「世醫治暑病，以香薷飲爲首藥。」

秋季是進補的季節，但此時由於人們的脾胃功能較弱，除了要在進補前調理脾胃外，進補也要因人而異，制定不同的進補方案。

● 脾虛病人

常常有朋友感覺食少腹脹、食欲不振、乏力、肢體倦怠、時有腹瀉、面色萎黃，這些都是脾虛的表現。這類朋友在進補前可適度吃點健脾和胃的食物，幫助脾胃功能的恢復，比如：茯苓餅、山藥、芡實、豇豆、小米等都是很不錯的選擇，而食粥也可補脾、和胃、潤燥，所以，如果用上述食物煮粥食用，療效將會更佳。

●胃火旺盛者

平時喜歡吃辛辣、油膩食品的朋友，長期如此易化熱生火，積熱於腸胃，就表現爲胃中灼熱、口臭、便秘等。對於這類朋友，建議在進補前一定要注意清泄胃中之火。可適度攝入一些黃瓜、冬瓜、苦瓜、苦菜、苦丁茶等，等胃火消退後再進補爲宜。

●老年人及兒童

老年人和小孩的消化能力比較弱，胃中常有積滯宿食，常表現爲食欲不振或食後腹脹。所以，在進補前要注重消食和胃，可適量吃點白蘿蔔、山楂等健脾、消食、和胃的食物。若情況嚴重，可去醫院在醫生指導之下服用藥物，等症狀消失後再進補。

俗話說：「夏天過後無病三分虛」，依照春夏養陽、秋冬養陰的原理，秋冬需要進補。希望朋友們可以調理好脾胃後，抓住秋季這個恢復和調節人體各臟器機能的最佳時機，進行適當進補，以健康的姿態迎接冬季。

健康小常識

立秋過後，人們的胃口大開，進食量普遍增大，暴飲暴食，致使秋季患有脾胃病的人數猛增。立秋後進補無可厚非，不過，進補不可盲目。

入秋後氣候開始變得乾燥，人們常感到口乾、唇乾、咽乾、大便乾結等現象，這些中醫稱之為「秋燥」。此時不宜進食羊肉等大熱食物，而應根據中醫四季五補的原則來進行滋補。立秋之際屬於長夏，應以淡補為主。

所謂「淡補」，是指補而不膩，要適當食用具有健脾、清熱、利濕的食物。如鴨肉、兔肉、甲魚、海參等涼性食物，都適宜在立秋之後食用，以達到滋陰養肺、潤燥止乾、清心安神的效果。與肉食相比，葉類、花菜和部分瓜果蔬菜的淡補功效更為突出。可選擇一些清淡食物，適當多吃，如綠豆芽、絲瓜、黃瓜、冬瓜、茄子、鮮藕、苦瓜等清淡食物，都具有清暑化濕的功效。

中醫養生還提倡立秋後每天早晨喝粥。粥利於健脾，可助脾胃滋陰，平衡健旺的陽氣。

3 要想身體健，辰時上班爬樓梯

體健新主張，辰時樓梯行

名醫華佗先生曾經說過：流水不腐，戶樞不蛀。意思是說，流動的水不會腐臭，常常轉動的門軸不會被蟲蛀蝕。即經常運動的事物不易受到侵蝕，可以保持很久不變壞，正是生命在於運動。運動利於疏通周身氣血，增強臟腑的功能活動，實現強身健體，而且是延緩衰老的最佳途徑。然而，關於運動鍛鍊的時間是一個很重要的問題，選對時間鍛鍊，才會有事半功倍的效果。

「一年之計在於春，一天之計在於晨。」辰時是早上7時～9時，在十二時神是屬龍，而這段時間正是人體陽氣生長、升發的最佳時間，此時運動可進一步促進人體的陽氣生長，能達到事半功倍，投入與產出最大化。

可對於上班族來說，這個時間段似乎根本沒有時間刻意的鍛鍊，有不少朋友連早餐都因時間不夠用而省略了。那麼，該如何巧妙鍛鍊呢？很簡單，如今上班族都是在寫字樓裡工作，大多是乘電梯，若能改電梯爲爬樓梯上班，就可以輕鬆健身。

科學證明：爬樓梯是個既快又有長期效益的運動！因爲爬樓相當於垂直健走，益處多多，消耗熱量驚人，非常適合致力於減肥事業的MM們。根據測定，一個人上下樓梯所消耗的熱量，比相同時間的散步多5倍，比打乒乓球多2倍，比游泳多2.5倍，比跑步多0.25倍。

爬樓鍛鍊可以改善心肺功能，增加冠狀動脈的供血量。令心肌得到充分的供氧供血，改善心肌營養，增強心臟代謝功能，增大肺活量，促進了身體的新陳代謝。健康學研究結果表明，每天爬5層樓梯，可使心臟病的發病率比乘電梯的人少25%。爬樓梯可作爲防治高血壓等疾病的最有效的運動處方。

人們常說：人老腿先老。而爬樓鍛鍊可以推遲這一進程，因爲它還可增強腿腳的健康。爬樓時腿部肌肉有節律地擠壓，促使下肢靜脈血向心臟流動，進而減輕了血液對血管壁的壓力，因此爬樓鍛鍊既可防治下肢靜脈曲張，又能保持腿腳的靈活性，延緩衰老。而且，堅持爬樓，還可以鍛鍊體力、修飾肌肉、強化骨骼！

醫學家戲稱每登一級樓梯，壽命可延長4秒鐘。那麼，對於保持健康長壽來說，爬樓梯實是不錯的選擇之一。

爬樓梯莫逞強，請量力而為

在上一節，我們講到爬樓梯的諸多好處，再加上這項運動簡單易行，深受人們的歡迎。近年來，不少人把爬樓梯鍛鍊身體作爲一種時尚，甚至中老年人也熱中於這項運動，跟我同住一個社區的顧奶奶，就是一位爬樓梯健身的愛好者。

顧奶奶今年62歲，除了有些發福外，身體一向很健康，顧奶奶家住在五樓，她每天都要爬樓梯出行，從來不搭乘電梯，她覺得這樣有利於鍛鍊腿腳，不是說，人老腿先老嗎？多爬爬樓梯，腿腳好。

可是沒過多久，顧奶奶就發覺膝蓋有些疼痛，尤其是走路的時候，剛開始她以爲是鍛鍊身體的結果，等身體慢慢適應了就好了，可誰知，情況越來越嚴重。到醫院一檢查，被診斷爲骨關節炎。而造成這一後果的主要原因就是爬樓梯導致的。

住高層爬樓梯以健身，似乎已成爲時下的流行。不單是上班族可以進行，男女老幼都可以，但要根據自己的身體健康狀況和具體的生活條件，選擇適合自己的爬樓梯鍛鍊方式。總之，一句話：因人而異，量力而爲，適可而止，持之以恆。

對於中老年人來說，是不宜進行爬樓梯運動的，因爲老年人的組織、器官已經老化，還有功能衰退，有些老人甚至還患有骨質疏鬆，如果進行爬樓梯活動，會使膝關節承受較大的負重，久而久之，就會造成關節受損。

總之，爬樓梯鍛鍊，應當結合自己的實際情況進行。特別是有嚴重器質性疾病及體質過弱者一般不宜爬樓梯。另外，爬樓梯時還需要注意以下幾點——

•確定自身健康良好

爬樓梯是一項比較激烈的有氧鍛鍊形式，鍛鍊者必須具備良好的健康狀況，同時要嚴格遵守循序漸進的原則。在運動時要精神集中，眼睛始終注視著前方，呼吸要自然，兩臂自然擺動，若是不集中精神，很容易就會被絆倒。

•掌握好速度與時間

爬樓梯的速度與持續時間應掌握好，在剛開始鍛鍊時，應採取慢速度、持續時間長的方式。根據臺階的高度控制好抬腿的高度，抬腳要俐落、到位，落腳要穩、準確和緩慢；在蹬離地面時腳趾要用力，這對鍛鍊腳掌、踝關節的力量和支撐能力有重要意義。

•逐漸提升難度

鍛鍊中始終應以適中強度進行，以不感到吃力爲度。爬樓梯鍛鍊應與步行、慢跑等健身鍛鍊相結合，不要以此取代其他鍛鍊。隨著鍛鍊水準的提高，可以逐步加快速度或延長持續時間，當自己的體力能在1分鐘內登完5至6層樓，或能持續10分鐘以上時，即可過渡到跑樓梯。

●挺直腰背很重要

最好不要扶樓梯的扶手，還須注意爬樓時腰、背要挺直，這更有利於提高腿部和腰背肌肉的力量。鍛鍊時不要穿高跟鞋，以免落地不穩，造成意外傷害事故。

騎車上班，健康又時尚

辰時，即早上7時~9時，在這個時間段，是繁忙大都市交通最忙碌的時候。早晨上班高峰往往是交通比較糟糕的時候，公車裡是人滿爲患，每個人都被擠得像一幅貼畫。駕車上班同樣不輕鬆，擁擠的道路常常讓你寸步難行。

此時最輕鬆的上班方式莫過於騎自行車了，它可以讓你遊刃有餘在車水馬路的街上穿行，免去塞車的煩惱，悠然自得地上班，又能欣賞到沿途的風景，同時它也是一項很好的體育運動。

交通工具似乎一直是人們識別身分的重要特徵。但隨著人們環保和健身意識的提高，選擇自行車出行和鍛鍊，受到越來越多人的推崇。特別是上班族，早晨騎車上班就如爬樓梯一樣，是辰時方便的健身方式，而且是低碳環保運動呢！會騎自行車的人很多，但未必誰都知道騎自行車要注意什麼問題，尤其是騎自行車健身。

●騎車的姿勢

錯誤的騎車方法不僅影響鍛鍊效果，而且容易對身體造成損傷。平常我們經常看到有些人騎車不是弓著背，就是雙腿向外撇，不僅姿勢不好看，還容易造成疲勞。

正確的騎行姿勢應是：身體前傾，雙臂伸直，腹部收緊，採用腹式呼吸方法，雙腿和車橫樑平行，膝、髖關節保持協調。

●蹬踏動作

有人認爲蹬踏就是用力踩自行車的腳踏板，其實並非如此，正確的蹬踏應分爲：踩、拉、提、推四個連貫動作。騎車時，腳掌先向下踩，小腿再向後收縮回拉，再向上提，最後往前推，完成一圈蹬踏。這樣騎起車來不僅省力氣，還能提高速度。

●騎車的速度

很多人在進行騎自行車鍛鍊時，往往片面追求力量和速度，而忽視騎車的頻率，貪圖「多量」和「快速」會對身體造成很大的傷害，嚴重的還會出現膝蓋積水。

對於普遍人來說，每分鐘的蹬踏頻率在60～80次左右。每次騎行至少要有20分鐘高頻率低速度的熱身，使身體微微出汗即可，時間一般爲20～40分鐘。

●騎車的方式

不同的騎車方式，起到的健身效果是不同的，常見的騎車方式有以下幾種——

慢速騎行：心率一般不超過最大心率的65%，持續20分鐘以上，會「燃燒」掉更多的脂肪來供給能量，比較適合以減脂爲目的的肥胖者。

中速騎行：把心率控制在最大心率的65%至85%，是鍛鍊心肺功能及身體有氧運動能力的好方法。

快速騎行：可使心率達到最大心率的85%以上。此時機體主要通過糖原無氧酵解的方式來供能，提高全身尤其是大腿肌肉的無氧運動能力。此外，快騎對心肺功能也頗具鍛鍊價值。

快慢結合騎行：除兼顧有氧能力、無氧能力、心肺功能外，還能增加運動的樂趣。

當然，對於上班族來說，早晨騎車上班可能無法按照以上的健身方式來進行，不過，在閒暇時間，和朋友一起去郊外出遊時，不妨採用以上騎車方式，既能欣賞到美麗的風景，又能享受到運動的快樂，何樂而不爲呢？

勤梳頭，可延年

「勤梳頭」自古至今都被看作是重要的養生方法，深受人們歡迎。有關史料記載：

南宋詩人陸遊堅持長年梳理頭髮，據說到了晚年他那稀疏的白髮中竟長出許多黑髮來。「覺來如見天窗白，短髮蕭蕭起自梳」，「兩目神光穿夜戶，一頭胎髮入晨梳」，陸遊還將梳頭養生的舉動寫入詩中。

毛澤東也非常推崇這種養生方法，解放戰爭時期，他轉戰南北，有時通宵達旦不得眠，疲勞到了極點，就仰靠在椅背上，閉上眼睛，讓衛士爲他梳頭，這個習慣一直堅持到了晚年。

在古代的養生著作中，也有很多關於「勤梳頭，可延年」的內容，如晉朝嵇康在其所著的《養生論》中寫道：「春三月，每朝梳頭一二百下，壽自高」。隋朝巢元方的《諸病源候論》就有「櫛頭理髮，欲得過多，通流血脈，散風濕，數易櫛，更番用之」的記載；養生書《攝生消息論》中就指出——「夏三月，每日梳頭一二百下，自然祛風明目矣！」

那麼，爲什麼自古至今，人們對梳頭如此情有獨鍾呢？我們知道，頭頂中央稱之爲「百會穴」，人體的十二經脈三百六十五絡脈，其氣血都經過頭頂。由於經絡或直接彙集頭部，或間接作用於頭部，因此通過簡便易行的梳頭，可以起到疏通全身經絡氣血、滋養毛髮、健腦聰耳、防治頭痛的養生保健目的。

所以說，不論男女，甚至是頭髮稀落的老翁，都應該養成勤梳頭的習慣。那麼，梳頭有哪些講究呢？如何才能做到正確的梳頭呢？

梳頭當然離不開梳子，選擇一把適當的梳子可是很有講究的，通常以牛角梳、木梳等不會產生靜電的爲佳，尼龍、塑膠的梳子容易產生靜電，對頭髮、皮膚會有損傷，不宜使用，梳齒疏密適中，齒端不能太尖銳。

另外，保持梳子清潔很重要，因爲有許多頭皮病都是由梳子作爲媒介傳染的，因爲污垢留在梳子上時間一久，會發生化學變化，所以梳子要勤於清洗。

掌握的梳頭的方法也是必須的，最健康的梳頭方法講究要全頭梳，不論頭中間還是兩側都應該從額頭的髮際，一直梳到頸後的髮根處。

首先從梳開散亂的毛梢開始，用刷子毛梢輕貼頭皮，旋轉著梳攏。用力均勻，先從前額的髮際向後梳，朝相反方向，再沿髮際從後向前梳。然後，從左、右耳的上部分別向各自相反的方向梳理。

最後讓頭髮向頭的四周披散開來梳理。梳頭時，將身體向前屈或向後仰，以促進血液循環，效果會更好。一處每次梳5～6次，整個頭髮平均一天梳攏一百下左右。

隨著年齡的增長，頭髮會變得稀疏，甚至快掉光了，這類朋友可直接用手指替代梳子來「梳頭」。在「指梳」時，可由前髮際慢慢梳向後髮際，邊梳邊按摩頭皮，刺激頭皮血液循環。

無論是哪種梳頭方法，都應該以中等力度和速度進行，一直梳到頭皮微熱爲好，早晚各一次，有時間的老人午休前也可做多一次，但要長期堅持方有保健之效。

健康小常識

上班族長時間與電腦為伴、久坐不動，運動量很少，建議最好1小時左右做1次踮腳運動，以促進下肢的血液循環。

具體方法是雙足併攏著地，用力抬起腳跟，然後放鬆，如此重複20～30次。可別看方法簡單，健身效果非常不錯。當你踮起腳尖時，雙側小腿後部肌肉每次收縮時擠壓出的血液量，可令下肢血液回流順暢。而且，踮腳運動還能夠活動四肢和頭腦，改變長時間集中用腦的狀態，以及久坐後突然站立而頭腦發暈、眼前發黑的毛病，且還有利於小腿的健美，很適合愛漂亮的MM們塑型。

另外，踮腳走路也是不錯的鍛鍊方法，就是足跟提起用前腳掌走路，行走百步，可鍛鍊屈肌。從經絡角度看，有利於通暢足三陰經。老年人在這樣鍛鍊時應注意安全，以免站立不穩而摔倒。而患有較嚴重的骨質疏鬆症者不建議如此鍛鍊。

4 辰時曬太陽，身體健如鋼

辰時曬太陽，吸收天地之陽氣

辰時太陽升起來了，陽光普照大地，天地間陽氣最重，而我們如何將自然中的陽氣轉化到身體內呢？很簡單，那就是曬太陽。人體內的陽氣並非獨立存在的，它與天上的陽氣是息息相通的。曬太陽可以讓我們不用花一分錢就補足體內的陽氣。

我們常常可以看到很多老人喜歡坐在太陽底下瞇著眼睛曬太陽，曬著、曬著就睡著了。怎麼會這樣呢？其實就是因爲身體吸收了陽氣，氣血得到了溫潤，因此，才會昏昏欲睡。

曬太陽的最佳時間是早晨，即在清晨太陽剛升起時進行。因爲此時空氣比較清新，光線比較柔和，沒有中午那般強烈，可以避免灼傷皮膚。

爲了吸收日光，我們可以將雙手舉起，將掌心對著日光。因爲掌心是勞宮穴的位置，如此就可以使陽氣通過勞宮穴進入人體內，對心、肺也有很好的保護作用。

即使是簡單的坐在那曬曬太陽，也會令身體健如鋼。首先，曬太陽可以幫助人體獲得維生素D，這也是人體維生素D的主要來源。

研究發現，1平方公分皮膚暴露在陽光下3小時，可產生大約20國際單位的維生素D。即便將嬰兒全身緊裹衣服，只要暴露面部，每天曬太陽1小時，也能夠產生400國際單位維生素D，接近嬰兒每天維生素D全部需要。

維生素D又稱「陽光維生素」，可幫助人體攝取和吸收鈣、磷，讓小朋友的骨骼長得健壯結實。對於嬰兒軟骨病、佝僂病有預防作用，而對大人則有防止骨質疏鬆、類風濕性關節炎等功效。

其次，曬太陽還可以增強人體的免疫功能、增加吞噬細胞的活力。因為陽光中的紫外線具有很強的殺菌能力，一般的細菌和某些病毒只要在陽光下曬一、二個小時，就可以被殺死了。

所以，曬太陽可以預防皮膚病，皮膚適當地接受紫外線的照射，能夠有效殺除皮膚上的細菌，同時增加皮膚的抵抗力。另外，陽光中的紫外線還可以刺激骨髓製造紅血球，提高造血功能，從而防止貧血症。

最後，陽光在調解人體生命節律以及心理方面也有一定的功效。曬太陽可促進人體的血液循環、增強人體新陳代謝的能力、調節中樞神經，從而令人體感到舒展而舒適。

總之，曬太陽的作用是補藥不可替代的。有很多人都有晨練的習慣，對身體大有好處，因爲「動則生陽」，多運動就也可助養陽氣。而在晨練之後，再將手舉過頭頂，面向東方曬上10多分鐘的太陽，提升陽氣的效果則會更好。

曬太陽因人而異，曬對了才健康

在上一節，我們講到多曬太陽的諸多好處，勸導大家應該多曬太陽，說到勸人曬太陽，讓人想起我國歷史上一個關於曬太陽的寓言——田夫獻曝。故事是這樣的——從前宋國有個種地的田夫，經常穿破爛衣裳，好不容易熬過冬天。到了春天，喜歡曬太陽來取暖，十分快活。他不曉得天下還有高樓大廈溫室暖房，也不曉得富人們可以穿絲絨毛線保暖，便對妻子說：「曬太陽是這樣暖和，恐怕別人還不知道，那我就把這獻給國君吧，他一定會重重賞賜我的。」

看了這個故事，大家會不約而同地笑田夫過於天眞，嘲諷他孤陋寡聞，其實，我覺得這個寓言故事中蘊含著大智慧，能洞察天機。寓言中的田夫就知道讓人親近自然，回歸自然，豈不是一語道出了養生的眞諦。

可令人痛心的是，現在的人天天躲在室內、車內，動輒空調伺候，以不曬太陽、少曬太陽爲榮，追求所謂的安逸舒適，從而在不知不覺之中引發一些疾病。所以，在這一節，我們有必要講一講如何曬太陽。

一般情況下，早晨6時～10時這段時間最適合曬太陽。此時陽光中的紅外線強，紫外線偏弱，能夠起到活血化瘀的作用；另外，下午4點～5點也是曬太陽的最好時間，可促進腸道對鈣、磷的吸收，增強體質。

當然，這只是針對一般人而言，並不包括如孕婦、嬰幼兒和老年人，這些特殊人群的鈣的需要量較多，曬太陽也就要更爲講究。

•嬰幼兒

很多新手媽媽都知道，給寶寶多曬太陽，不但可以補鈣，還能增強體質，有效預防感冒和佝僂病。不過，因爲嬰幼兒皮膚組織發育還不完善，保護功能也不完全，過多的曬太陽，也可引起人體發生光毒和光變態的反應。

光毒反應是在烈日照射2～3小時後，前臂、背部出現局部的潮紅、痘疹。這些損傷會留下色素沉著，有的還可能導致成年時罹患皮膚癌。

嬰幼兒曬太陽的時間可選在上午8點到9點，下午5點到6點。曬太陽前，如給寶寶服用維生素D，效果會更好。曬太陽時，要讓陽光與寶寶的皮膚直接接觸，隔著玻璃或穿著衣服曬太陽，紫外線照射效果就會大打折扣。

對於初次曬太陽的寶寶，要採取「循序漸進」的原則，比如剛開始的5～10分鐘起逐漸增加，夏季每次日光浴儘量不要超過30分鐘。當然，只有持之以恆才能起到良好的健身防病效果。

●孕婦

懷孕的媽媽需要負擔兩個人對鈣的需求，曬太陽當然是必不可缺少的，孕婦要把曬太陽作爲每日必修課程，曬太陽要足量，冬季每天不少於1個小時，夏季每天不少於半小時。尤其是久坐辦公室或在地下室等場所工作的女性，更爲重要。

孕媽媽在曬太陽的時候，還要考慮季節因素。處於夏季，要儘量避免直接曝曬，適當減少曬太陽時間。一方面孕婦本來就容易發生色素沉澱，曝曬會讓雀斑、痣等顏色加深。另一方面，曝曬也會讓體溫迅速升高，影響胎兒正常發育，還可能會發生中暑。所以在夏季孕婦應儘量避免直曬，可以在樹蔭下享受散射，外出衣著儘量透氣、輕便。如果皮膚對陽光敏感，也可以選擇物理性防曬爲主的防曬用品。

●老人

老人同樣也是補鈣的重點人群。可在上午9時以前和下午4時以後曬太陽，不過，最好不要單獨出去曬太陽，若是在舒適的陽光下睡著，有可能受涼。因此，建議找上幾個伴兒，一邊聊天一輕鬆接受紫外線照射，更有利於愉悅心情。

冬日曬太陽，勝似喝參湯

冬季，晝短夜長，天氣寒冷，陽氣閉藏，人們就更需要借助陽光來振奮陽氣。另外，冬季萬物蕭條，陰雨天氣很容易令人感到沉悶、壓抑，在這個季節，陽光還可緩解人們壓抑的情緒。況且，冬季天氣寒冷，人們在戶外活動相對較少，接受紫外線照射不足，這時候，更需要人們多曬一曬太陽。民間就有「冬陽貴如金」、「冬日曬太陽，勝似喝參湯」等等的諺語流傳了下來。

然而，在冬季由於臭氧層出現季節性薄弱，太陽光中的紫外線加強，也容易給人的身體帶來不同的損傷。所以，在冬季曬太陽也要注意科學選擇時段。研究表明，在冬季，有三個時間段比較適合曬太陽——

第一階段爲上午6～9時，此時間段陽光以溫暖柔和的紅外線占上峰，紫外線相對薄弱。紅外線溫度較高，對人體主要起到溫熱作用，可令身體發熱，有助於促進血液循環及新陳代謝，增強人體活力。

第二和第三階段分別爲上午9～10時，及下午4～5時，這兩個時間段的照射有這樣的特點：紫外線中的A光束成分較多，這時是儲備體內維生素D的大好時間；也就更利於腸道鈣、磷的吸收，促進骨骼正常鈣化。

如果能在冬季曬太陽保健的同時，做做以下的運動，更有益於身心健康，取得事半功倍的效果。

●當曬後背時，你可以揉揉腹。

這樣做健脾胃又暖和。可能你會有這樣的感受，冬天曬曬後背，會感覺肚子很舒服。這是由於曬後背可以有效驅除脾胃寒氣，從而改善人體的消化功能。若是在這個時候再揉揉腹部，扭動一下腰部，防止腹部受涼的效果就會更好了。

●當曬雙腿時，你可以壓壓腿。

這個方法可使骨骼健壯不抽筋。曬雙腿有利於驅除腿部寒氣，預防小腿抽筋。迎著陽光做下壓腿運動是比較好的辦法。不過，在做這個運動時要注意安全，高度要由低到高，用力不可過猛，以避免意外發生。

●當曬頭頂時，你可以抓五經。

這個動作具有補鈣、生髮、清神志的功效。中醫認爲，人的頭部爲百陽之會，全身的陽經均彙集於頭部。當冬天陽光充足時，可儘量不戴帽子，再配以抓五經的健身運動，有益於大腦的發育和補鈣生髮，做完後你定會覺得大腦清醒。

具體操作方法爲：一手扶住前額，而另一手掌及五指全部貼於頭部，分開五指，同時做抓拿法，從前髮際漸漸移到枕部，而五指所經之處爲兩側膀胱經、督脈，如此反覆三五遍即可。

健康小常識

曬太陽會受到天氣的局限。若是一連幾日都是陰天，那該如何補陽氣，健身呢？還有一個辦法，就是刺激任脈上的關元穴，這也就是我們平常所說的丹田。此穴位位於下腹部，人體前正中線，臍下三寸處。

這個穴位自古以來就被公認為是扶助陽氣、強壯身體，甚至可起死回生的重要穴位。《難經集注》認為——「丹田者，人之根元也，精神之所藏，五氣之根元，太子之府也。」該穴位可以理氣和血，補腎壯陽、壯一身之元氣。

刺激關元穴以溫和的灸法效果最佳。將艾條的一端點燃，令其距離皮膚2～3公分，以周圍皮膚有溫熱感而不灼痛為好。此外，隔物灸的效果也相當不錯。可將生薑切成薄片，然後將艾炷放在薑片上點燃。每次灸的時間以10～15分鐘為好，每月連續灸10次，若是長期堅持，將對提升體內的陽氣，起到很好的作用。

巳時

隅中，又名日禺等。臨近中午的時候稱為隅中。上午九時至十一時。

1 巳時喝水，血壓降

巳時多喝水，少思慮

巳時爲上午9時~11時，此時脾經當令。脾是消化、吸收、排泄的總調度，也是人體血液的統領。脾將食物精華攝取，有利於造血。

「脾開竅於口，其華在唇。」若脾的功能好，消化吸收好，血的品質好，那麼嘴唇就是紅潤的。否則唇白或唇暗、唇紫，即寒入脾經。對於脾好的女性根本不用塗口紅，就可煥發出自然之美。

在這個脾臟最活躍的時間，無論你在忙什麼，都要起身活動一下，給自己倒杯水慢慢飲用，讓脾臟處於最活躍的程度。這樣，身體便會開始整個白天的「水循環」，進入比較良性的新陳代謝。

另外，下個時段即爲午時，就是要吃午飯的時候了，在飯前喝水好處多多，甚至勝過保健品。比如，午飯前喝水可以提高免疫系統的活力，說明大腦保持活力，預防心臟和腦部血管堵塞……

水是生命之源，關於水的重要性無需多說，現在，人們也越來越重視喝水，可是眞正會喝的人，卻爲數不多。不計較內容地喝、不挑時間地喝、不動腦筋地喝……這只能證明你只是喝水，卻不一定是喝對了水。巳時就是一個重要的喝水時間，你喝對了嗎？

巳時是一天中工作最忙碌、思維最活躍，效率最高的時候。我們知道，脾主思，意思是說，過度思慮的人會影響脾胃健康，尤其是腦力工作者，他們的脾胃功能都比較差，這是什麼原因呢？

辰時是吃早飯的時間，到了巳時，脾開始工作，幫助消化食物，人的氣血都往脾胃上走，幫助人體消化食物。如果此時，你正在爲一件事情或工作冥思苦想，氣血就不會往脾胃上走，而是聚集在腦子上，久而久之，脾胃的消化功能就會受到影響。

脾胃功能較差，容易出現疾病的人群中，司機占的比例較高，尤其是開長途汽車的司機多患有胃病，這與他們的職業習慣是密不可分的。司機大部分時間是坐在車裡的，缺乏運動，氣血自然就會往腦袋上走，久而久之，吃進的食物就得不到充分的消化和吸收，時間長了，就容易生病，比如胃下垂、胃潰瘍等等，所以，中醫說憂思傷脾，思則氣結，這是非常有道理的。

良好習慣，維持血壓

人的血壓在一天之中不是恒定不變的，會出現一定的波動，一般人的血壓在一天之中會出現兩個高峰，即早晨8、9點左右爲第一個高峰，下午5～8點爲第二個高峰。患有心血管疾病的患者，很容易在這兩個時間段上出現問題，因此，在這兩個時間段要重點控制血壓，保持血壓穩定，避免危險的發生。

說到控制血壓，很多人會在第一時間想到服用降壓藥或服用降壓保健品，當然，這樣做確實能夠控制血壓。不過，如果忽視不良的生活習慣的影響，一味地服用降壓藥物，未必能起到良好的效果。控制血壓，恢復血壓穩定，養成良好的生活習慣的重要意義是毋庸置疑的。

•合理飲食

正所謂民以食爲天，合理的飲食是人們獲得健康的基礎，對於高血壓患者來說，保持良好的飲食習慣更加重要，哪些食物應該吃，哪些食物應該禁忌，都應該有所了解。

（1）控制脂肪攝入，在烹調時，可選用植物油；多吃海魚，因爲海魚含有不飽和脂肪酸，能氧化膽固醇，達到降低血漿膽固醇的目的；同時，還可延長血小板的凝聚，抑制形成血栓，防止中風。

（2）控制能量攝入，建議吃複合糖類，比如：玉米、澱粉；應少吃單糖類，如葡萄糖、果糖及蔗糖，易引起血脂升高。

（3）控制鹽的攝入量，減少鈉鹽的攝入有利於降低血壓，減少體內的鈉水瀦留。每日應逐漸減到6克以下，一罐普通啤酒含的食鹽約爲6克。

（4）多吃含鈣或鉀豐富而含鈉低的食品，比如：牛奶、酸牛奶、蝦皮和茄子、馬鈴薯、海帶、萵筍等；應少吃肉湯類，肉湯中含氮浸出物過多，會促使體內尿酸增加，因此而加重了心、肝、腎臟的負荷。

●戒煙限酒

煙酒不離口的高血壓患者，服用再好的藥物，也無法使血壓穩定在正常值。因爲煙葉內含有尼古丁會導致中樞神經和交感神經興奮，令心率加快，而且也會促使腎上腺釋放大量兒茶酚胺，令小動脈收縮，導致血壓升高。另外，尼古丁還會刺激血管內的化學感受器，反射性地引發血壓升高。

同樣，大量飲酒者也不利於血壓的控制，高濃度的酒精會導致動脈硬化，加重高血壓。不過，日常可以飲少量的低度酒（每日低於15度的酒20CC升以內），這樣有利於血脂調節和血液循環。

●擁有好情緒

一些不良情緒，如情緒不穩、緊張、易怒等都是使血壓升高的誘因。因此，要保持良好的情緒，遇事要冷靜、沉著，避免激動、過於緊張、焦慮，這樣有利於控制血壓。

要想擁有一份好心情，高血壓患者應該自己朝這個方向努力，培養興趣愛好，將精神傾注於音樂，或是寄情於花卉之中，將自己放置在最佳境界中。

當心中有鬱悶、壓力時，應想辦法加以釋放，可以嘗試著向朋友、親人傾吐，或者參加一些輕鬆愉快的業餘活動。此外，保證足夠的睡眠時間，以及豁達的生活態度，都有助於血壓的控制。

●適度運動

生命在於運動，高血壓患者同樣也不例外，運動除了可以促進血液循環，降低膽固醇的生成外，並且可增強肌肉、骨骼與關節僵硬的發生。還可加強食欲，有助腸胃蠕動、防止便秘、改善睡眠。適當的運動，比如：達到一定速度的步行，體操、騎車、游泳等有氧運動，都對降血壓有一定的幫助。

血壓升高容易，但要想降血壓，維持血壓正常卻需要一個漫長的過程，不可急於求成。而培養良好的生活習慣，則是高血壓患者最好的降壓方法。

降血壓有高招，試試另類降血壓

高血壓成了越來越多中老年人的困擾，甚至一些年輕人也已經患上了高血壓，高血壓成了國人第一疾病。不僅如此，高血壓的危害也令人望而生畏，它常會引起心、腦、腎等臟器的併發症，嚴重危害身體健康。

因此，如何降血壓，就成了人們關注的一個熱門話題。目前人們常用的降壓方法一般是吃降壓藥，其實，降血壓除了服用降壓藥之外，還可以採用一些新鮮的、另類的途徑來降壓，集娛樂與健身於一體，使患者在輕鬆的環境下，取得較好的降壓效果。

●爬行降壓

研究表明，人在爬行時，全身70％的血液與心臟處於同一水準上，心血管不需要付出很大負荷來滿足人體需要，從而減輕了心血管系統的工作量，這對腦部供血不足、高血壓、冠心病等疾病；都有一定的療效。

具體的做法是：選一塊地板，雙腳站立，把腰彎下去，雙手撐住地面。左手伸直向前爬，右腳跟上；右手伸直向前爬，左腳跟上。儘量把腿伸直，腹部往上提。

剛開始練習這個動作時，會非常吃力，手臂、腰、腿容易發酸，但是堅持一段時間後，症狀就會消失。可能你會覺得這個爬行降壓法，比較枯燥無味，沒關係，我們可以將此運動和家務勞動聯繫在一起，進行擦地爬行法。

你可以將以前的拖地改成用抹布擦地，不僅清潔衛生，而且由於脊柱負擔減輕，起到了保護脊椎的作用。同時四肢著地，由胸式呼吸改爲腹式呼吸，大大增加了氧氣攝入量，使機體其他器官功能都得到了加強。

另外，還可以模仿青蛙的跳動，由於運動量較大，剛開始練習的時候，跳動幅度應小一點，隨機體功能改善而逐步地增加跳動的幅度與距離。

●沉思

練習瑜伽的人很少患有高血壓，這得益於他們的沉思。若是你能多用一點耐心，也可以用同樣的方法來降低血壓。每天抽出20分鐘的時間來沉思，靜靜地享受沉思帶來的那種寧靜與樂趣，經常堅持練習，血壓可平均降低3.8毫米汞柱。

那麼，我們怎麼才能學會沉思呢？沉思其實很簡單。只要坐在一個安靜的地方，閉上眼睛，均勻呼吸。當你的大腦中有思緒閃現時，不要爲之所動，你所要做的只是注意自己的呼吸即可。

●保證睡眠

睡眠品質對人體的血壓高低有著至關重要的影響。那些在睡覺時常常輾轉反側、做惡夢、打鼾，或是夜間工作的人，血壓會明顯高於常人。

長期睡眠不足也是造成高血壓發生的一個重要原因。缺乏睡眠可令人們的平均血壓和心跳升高不少，這種情況就會迫使整個心血管系統處在一種高壓下工作。調查發現，每天睡眠少於5個小時的人中有15%罹患高血壓，可每天睡覺保證7～8小時的人僅有12%高血壓。所以，保證充足的睡眠時間和良好的睡眠品質，可有效控制血壓的升高。

這些另類途徑降血壓的方法，都已被實驗證明會對心血管健康產生良好的效果。不過，這並不意味著它們是治療高血壓的靈丹妙藥，藥物治療依然是必不可少的，切勿本末倒置。

健康小常識

「血壓又升高了，有啥好辦法能儘快降下來？」很多高血壓患者一旦發現血壓升高，首先想到的就是，在最短的時間裡將血壓降下來。有的朋友為了儘快「降」血壓，甚至自己加大藥量，反而出現頭昏、頭疼等症狀，這些完全是降壓過猛、血壓下降過快所造成的。

要知道，降血壓的速度過快，容易造成機體不適應，導致臟器供血受損，出現其他疾病或症狀，反而會不利於健康。另外，也有些高血壓患者在血壓升高後，為了儘快降血壓，總是急著更換藥物，結果反而是越換藥，血壓越不穩定。總之，降壓藥不宜頻繁更換。

2 已時吃水果，苗條又健康

餐前水果，瘦身新理念

俗話說「遍嘗百果能養生」，中國古代醫書《千金食治》中也記載：「凡欲治療，先以食療，既食療不癒，後乃用藥爾。」水果具有獨特的養生功效，被歷代醫家所推崇，這種觀念如今已經逐漸滲透到人們的日常生活中。

水果是人體中不可或缺的一種食物，水果中富含的微生素具有預防和緩解便秘、腸胃不適，以及嫩白肌膚的效果；而微量元素和有機酸還可對高血壓、動脈硬化等病症起到預防的作用。因此，正確食用水果不僅可以令你的食欲大增，還可美麗容顏、防病治病、延年益壽。

可是，何時吃水果最好呢？很多人都習慣飯後吃水果，以爲如此可加強人體消化功能。其實，這樣做並不科學，主要原因有下面三點：

一、飯後吃水果，容易與食物阻滯胃中，從而導致脹氣、便秘等症狀，這樣反而會阻礙消化功能的正常進行。

二、水果中含有較多的糖類，比如：果糖、葡萄糖、蔗糖、澱粉等，這些不容易消化。若飯後吃水果會增加胃腸、胰腺的負擔，特別是不太成熟的水果澱粉含量高，影響就更嚴重了。

三、水果所富含的纖維素、半纖維素、果膠等具有較強的吸水性，吸水後體積膨脹自然就會增加飽脹感，令人不舒服，特別是當纖維素過多時，還會影響人體對某些營養素的吸收。

另外，期望著減肥的朋友，若是在已經吃飽的情況下，又將大量水果送進肚內，那麼胃口必然撐大，自然就會導致肥胖。

因此，飯後不宜立即吃水果，一般以飯前1小時或是飯後2小時吃水果爲好。

若你是瘦身族，建議你在巳時吃水果，這是一個吃水果的好時間，即在午時前。這樣水果內的粗纖維令你的胃部有了飽脹感，可以防止午餐吃得過多而導致肥胖。

另外，午餐前進食水果，可顯著減少對脂肪性食物的需求，還能間接阻止脂肪在體內囤積帶來的不良後果。這樣就能達到瘦身苗條的效果。

不過，有的水果是不宜空腹吃的，如柿子或不太成熟的水果含有鞣酸，碰到鈣、鐵等時，就會形成柿石，導致胃結石的發生。

還有，吃水果的時候要注清洗乾淨。由於果皮的表面很容易有農藥，或者其他殘留物，任何水果在食用前都要洗淨。在食用時，若是嘗到有異味，應該馬上吐出，千萬不要誤食到腐壞的水果而引起身體不適。

吃對水果才健康

提到「四性五味」，可能你很自然的就會想到中醫、中藥，其實，食物也具有「四性五味」。中醫認為「藥食同源」，藥物與食物之間並沒有明確界限，因此，中醫理論便把中藥中的「四性五味」，轉而運用到了食物中。在這一節中，我們就來說說水果的「四性五味」。

●水果的「四性五味」

何謂四性？即寒、熱、溫、涼，其中溫、熱與寒、涼分屬於不同的性質。而溫與熱，寒與涼則又具有共同性，溫次於熱，涼次於寒，也就是說在共同性質中又有程度上的差別。

總的來說，寒涼的食物可以生津止渴，清火解毒；而溫熱的食物則可以健脾胃、補氣壯陽、驅寒氣。那麼生活中四性水果家族分別都有哪些代表呢？

寒性水果：以梨、奇異果、香瓜、柚子、西瓜、香蕉、椰子等作為代表。

熱性水果：以榴槤、紅棗等爲代表。

溫性水果：以水蜜桃、橘子、櫻桃、荔枝、李子、松子等爲代表。

涼性水果：以草莓、蘋果、枇杷、山竹等爲代表。

另外，還有一些水果屬於平性，就是性質平和，各種體質的人都比較適用，比如：橄欖、木瓜、檸檬、葡萄、鳳梨等。

食物的五味指的是辛、甘、酸、苦、鹹五種味道，而不同味的食物對人體有著不同的功效。水果也是如此。

辛味水果：具有祛風散寒，舒筋活血、行氣止痛的功效。

甘味水果：具有調和性味，緩解痙攣，補養身體的功效。

酸味水果：具有收斂固澀，健脾開胃，增進食欲的功效。

苦味水果：具有瀉實，清熱、除煩的功效。

鹹味水果：具有潤腸通便，消腫解毒的功效。

一般而言，辛入肺，甘入脾，酸入肝，苦入心，鹹入腎。而肝病忌辛味，心腎病忌鹹味，肺病忌苦味，脾、胃病忌甘酸。因此，不同人要依據自己不同的體質，來選擇最適合自己，或者可對自身症狀起到改善作用的水果。這樣才能起到增強自身抗病能力、強化免疫力的養生效果。

•了解自己的體質，尋找適合的水果

水果有四性，而人本身的體質也有不同的屬性，一般分爲寒、熱兩種。因此，要根據自己的體質選擇不同性的水果。

比如：寒性體質的人比較適合溫性和熱性的水果，而熱性體質的人則較適合食用寒性和涼性的水果。當然，平性水果可以適合各種體質。因此，選擇適合自己體質的水果十分重要的。那麼該如何確定自己是熱性還是寒性體質呢？很簡單，看看你的表現吧！

熱性體質主要表現爲：常常口乾舌燥、體溫比常人高，怕熱卻容易出汗；常緊張興奮或煩躁不安；臉上和身上總是與痘爲伴；新陳代謝快，時時有饑餓感；容易便秘等。

寒性體質主要表現爲：怕冷臉色蒼白，可手腳卻容易冰涼；有貧血症狀，血壓低、常常頭暈；容易腹瀉、拉稀；喜熱茶，不愛冷飲；身體抵抗力差，容易感冒等等。

對症吃「果」，疾病消

在傳統中醫學裡，許多日常食物都是治療疾病的良藥，由於既是日常食品，特殊病症時，選取其藥用作用，用來治病，稱爲「藥食同源」。由於是食物，人們不用擔心它的副作用，大可放心使用。日常食用水果中，就有許多這樣的範例。

如果留心學習掌握一下，你就可以運用中醫藥食同源的手法，及時有效地處理一些日常常見的不適或疾病。良藥苦口，果腹治病，安全有效，一舉兩得。下面就來看看，這些熟悉的水果如何幫助我們「祛病」吧！

●蘋果

蘋果對我們來說是最熟悉不過的水果。它所含的營養既全面而又易於被人體消化吸收，具有通便，防治高血壓，防衰老的作用。

（1）治療便秘。蘋果2個，空腹食用即可。

（2）治療腹瀉。蘋果200克，山楂粉15克，先將蘋果洗淨後，去皮和核，然後搗成泥狀，再加入山楂粉調勻後，分2次食用。

（3）治療慢性咽炎。蘋果2個，將蘋果洗淨後削皮生食，每日1～2次。

●鳳梨

鳳梨既可生食，又可做成罐頭、果汁，還可以做成菜餚等，具有利尿，增進食欲，幫助消化等功效。

（1）治療消化不良。鳳梨1個，橘子2個，先將鳳梨去皮，然後切成小塊榨取汁液；然後將橘子去皮榨取汁液，再將此二汁混勻，即可飲用。

（2）治療腸炎腹瀉。菠蘿葉30克，可水煎後服用，每日2次。

（3）治療中暑。鮮鳳梨1個，先將鳳梨去殼皮，然後搗成漿汁飲服即可。

•香蕉

香蕉具有清熱潤肺，防治便秘、高血壓、胃潰瘍的功效，而且香蕉內含多種維生素及鈣、鉀等成分，對於乾性皮膚或過敏性皮膚都有一定的好處。

（1）防治便秘。每日臨睡前食用一根香蕉。

（2）治療高血壓。直接食用香蕉，可每次2根，每日3次，如此連續用2個月。

（3）治療皮膚瘙癢，青香蕉，以水煎後，清洗患處。

•草莓

草莓顏色豔麗，令人喜愛，食之可防治便秘，美化肌膚，促進食欲等。不過，草莓中含草酸鈣較多，因此，因草酸鈣引起的尿路結石病人應該少吃草莓。

（1）治療風熱咳嗽。草莓30克，雪梨1個，先將草莓和雪梨洗淨，然後榨取汁後飲用，可每日2～3次。

（2）治療便秘。草莓50克，洗淨後便可直接生食，每日2～3次。

（3）治療氣虛貧血。草莓100克，荔枝乾30克，糯米150克，將這些用料一同加入適量的水煮成粥，即可食用。

•葡萄

葡萄營養成分主要以葡萄糖和果糖爲主，具有緩解疲勞，增強體力，養血等功效。

（1）治療食欲不振。葡萄乾9克，可於每次飯前嚼食，每日3次。

（2）治療頭暈、心悸。葡萄酒，可每日2～3次，適量飲用一些葡萄酒。

（3）治療高血壓。葡萄汁、芹菜汁各25毫升，將這兩種汁液混合，用溫開水送服，可每日2～3次，20天爲一個療程。

●檸檬

檸檬富含維生素C，具有美化肌膚，消除疲勞等功效。

（1）解除疲勞。檸檬果核（子）6克，米酒30克，先將檸檬搗碎，然後用米酒送服即可。

（2）治療咳嗽痰多。檸檬2個，冰糖適量，先將檸檬洗淨，切碎，然後加入冰糖，隔水蒸服。

（3）去除粉刺、黑斑。檸檬汁適量，每日2次，直接外塗於患處。

總之，每一種水果都有其優點，有它擅長的一方面，人們應該掌握它的優點，使它更好的爲人們服務，並及時消除那些小病小痛。

健康小常識

對於很多忙碌的都市人來說，果汁似乎比水果更方便，也已經成為替代水果的一種選擇。美味的果汁，不僅可以省去很多麻煩，並且同樣能品味、吸收到水果的味道、營養。

不過，需要注意的是，喝果汁並不能代替吃新鮮水果。水果被加工成果汁的這一過程中，果肉被去除，令維生素含量降低，那麼，果肉中人體所必需的植物纖維自然也就被剔除掉了。

另外，果汁也不可以代替白開水。這是因為果汁中含有大量的人工添加劑，這會刺激人的消化系統，若是過度食用會造成不良的影響。

最後，果汁中的高糖含量也會對腎臟造成非常大的負擔，若長期食用可能會產生病變。

午時

日中，又名日正、中午等。上午十一時至下午一時。

1 午時餐，莫湊合

精明計劃，吃好午餐

很多上班族對於午餐都很隨便，一般不是公司餐就是買個便當，出於多種原因，我們上班一族的午餐狀況相當無奈。最終形成了目前的一種怪現象，「早餐馬虎、中餐湊合、晚餐全家福」，但是這樣的習慣並不利於我們的生活與工作。

中午和下午是人體消耗能量最多的時候，所以午餐也需要攝取更多的能量以滿足身體的需要，所以，午餐應該是能量攝取最多的一餐。另外，充足的午餐也是避免晚餐吃得過多的一個好方法。

那麼，怎樣的午餐對於上班一族是合理的呢？下面我們分析一下幾種情況——

●外賣盒飯

外賣盒飯（便當）是上班族比較普遍的一種午餐形式，直接打電話叫外賣，既省時間，又方便，在辦公室裡就可以解決午餐，不過這種外賣盒飯口味並不好，飯菜的量較少，品種也過度單調，很多人吃了一半就吃不下去了。

從營養角度來說，這種外賣盒飯屬於不平衡膳食，鹽分和油脂往往過高，綠葉蔬菜不足，長期飲食熱量超標，可致使肥胖，且易患高血壓、糖尿病、高脂血症。對於經常吃外賣盒飯的人群來說，改進午餐的方法是：每天自帶水果、優酪乳，作爲飯後補充。

●洋速食

說到洋速食，人們自然而然的會想到麥當勞和肯德基，這也是很多上班族打發午餐的地方。一個漢堡、一杯冷飲常常是上班族的首選。

雖然洋速食有衛生、便利、節省時間的優點，但其營養成分不合理，缺乏纖維素、維生素，且以油炸的高脂肪食物居多。一頓洋速食就幾乎把全天的脂肪都吸收了，久而久之，肥胖的煩惱就會接踵而至。所以，人們應該避免減少吃洋速食的次數，或選擇低熱量食品，如以馬鈴薯泥代替薯條，以紅茶代替可樂。回辦公室後吃些水果或新鮮番茄、黃瓜，來補充一下維生素和纖維素的吸收。

●自帶午餐

自帶午餐既經濟實惠，又安全衛生，實是值得推薦的一種選擇。

總之，午餐的食物搭配要合理，營養要均衡。應該注意的是，不同人群午餐的內容也應有所不同，比如，白領與藍領所需午餐的內容就有很大的差異。藍領族在午餐中應適當增加主食量，米和麵是最好的主食，若能再加些豆類，營養會較全面。

與此相反的是，很多女性朋友午餐不喜歡吃主食，認爲不吸收碳水化合物就可減肥。長此以往，就會導致營養失衡，引發抵禦疾病的能力降低。

此外，午餐應吃八分飽，不宜過飽，因爲進食午餐後，身體中的血液將集中到腸部和胃部，來幫助消化吸收，在此期間腦部是處於缺血缺氧的狀態。假如吃得過飽，就會延長腦部處於缺血缺氧狀態的時間，從而危害到正午的上班效率。

飯後揉腹，揉走百病

人體腹腔內有重要的臟器，也是諸多脈絡的所在處。中醫認爲，腹爲「五臟六腑之宮城，陰陽氣血之發源」。脾胃乃人體後天之本，胃所受納的水穀精微，可維持人體正常的生理功能。而脾胃又是人體氣機升降的樞紐，只有升清降濁，才能氣化正常，促成健康、長壽與快樂。

揉腹是一種傳統的養生方法，在我國歷史悠久，揉腹可疏通經絡，充實五腑，分理陰陽，驅外感之諸邪，清內生之百疾，起到強身健體，延年益壽的目的。唐代醫學家孫思邈這樣說：「中食後，以手摩腹，行一二百步，緩緩行。食畢摩腹，能除百病。」

午餐是一天中非常重要的一餐，這一餐的進食量普遍多於其他兩餐，如果能夠在午時進餐後揉揉腹，對促進食物的消化吸收是非常有幫助的。我們知道，午時最宜靜養，揉揉腹，利消化，解鬱結，從而保持精神愉悅，幫助午時睡眠。

現代醫學也認為，經常揉腹可令腹肌和腸平滑肌血流量增加，增強胃腸內壁肌肉張力，以及淋巴系統功能，有助於胃腸蠕動，防治便秘，還可有效防止胃酸分泌過多，預防消化性潰瘍。另外，常揉腹對各種慢性疾病，也有一定輔助治療作用，如：冠心病、腎炎、肺心病、高血壓等等。

那麼，如何進行午時揉腹呢？具體方法是這樣的：先用右掌心在胃脘部按順時針方向揉摩一百次；然後，以肚臍為中心，右掌心順時針方向揉摩整個腹部一百次；最後，再用左掌心繞肚臍反時針方向揉摩一百次。

揉腹時，要保持精神安靜、集中，不單單要注意手掌，還要關注腹內、脊骨，同時也可將腹部微收，這樣能增強對五臟六腑的按摩效果。

按摩力度要適中，轉速也要慢而勻、穩而緩。在揉腹的過程中，有可能腹內會出現溫熱感、饑餓感，或者有便意感，及腸鳴、放屁等狀況，這些都屬於揉腹所產生的正常反應，可不必太在意。

對中老年來說，此爲養生保健的好方法，可防止和消除便秘，這對老年人尤其需要。不過午時揉腹不可過飽，中午吃了午飯，可休息一下再揉腹。

不過，有一些人是不適合進行揉腹養生鍛鍊的。若遇腸、胃穿孔，腹部有急性炎症，以及惡性腫瘤患者，就不宜揉腹。

總之，揉腹養生需要長年累月不間斷地堅持，如此才可達到延年益壽的功效。

健康小常識

很多年輕女性喜歡在中午吃些零食以打發午餐，一來圖方便，二來想減肥。殊不知，僅以零食和水果充當午餐，這是所有午餐類型中對身體傷害最大的。攝入的營養不足，久而久之，可導致營養不良，免疫力下降；不規則的飲食習慣還會造成身體代謝紊亂。擁有了美麗，卻失去了健康，得不償失。因此，吃些零食以打發午餐只能偶爾為之，即使偶爾為之，也應選擇營養價值高、易消化的零食，如一小把堅果、一包燕麥片、一杯優酪乳，或是一個水果。

2 午餐後急上床，猶如吃毒藥

科學午睡，以養精神

午時，即上午11時~13時，這個時段心經最旺，因此養生以養心爲最佳。而最好的養心大法，應是在午時睡上片刻，「肝臥血歸」，以養精神。

午時覺也被稱爲「養顏覺」。因爲心主神明，開竅於耳，其華在面。若心有所養，那麼人的容貌自然亮麗。中醫講「心神相通」，此時睡上一覺，有利於滋養人的氣血，故而午覺可「養顏」。

若是平時沒有午睡習慣，可以嘗試著堅持午睡一段時間，漸漸地，你就會很快發現臉上皮膚有所改善。另外，午時過後便是未時，即13時~15時，是小腸經最旺。而「心與小腸相表裡」，睡個午覺，心氣充足，對於小腸在未時充分吸收營養大有幫助，也有利於皮膚光潔、紅潤。

其實，從自然萬物陰陽相生，以及天人合一的角度來看，在一天十二個時辰內，午時覺對於生命健康而言有著特殊的意義，與開篇我們所講到的子時覺是一樣重要的。

子時，陰氣最低，陰極生陽，也是陽氣生發之時。陽氣只有得以潛藏，才能休養生息，慢慢增長。所以，要安睡以靜養。而到了午時，陽氣最足，陽極生陰，也是陰氣生發之時，一個新的陰陽轉換，同樣也要細心呵護，因此中午要小睡片刻，養精神，以確保下午甚至晚上精力充沛，頭腦清醒。

也就是說，子時和午時是天地與人體陰陽、氣機的轉換點，是一天十二個時辰當中最重要的睡覺時辰，即睡好子午覺是最佳的睡眠養生法。

古人也說：「飯後小憩，以養精神。」可是，這並不是說午飯後就立即睡覺。「飲食而臥，乃生百病。」所以，無論午飯後睡意有多濃，爲了健康，這午飯後急著睡覺是萬萬不可的。

因爲剛進午餐，胃被食物充滿，大量的血液流向胃，血壓下降，而大腦供氧及營養也明顯下降，若立即入睡會引起大腦供血不足，易引發中風；同時，飯後便睡，鈣容易積聚，從而引發結石。另外，也會導致消化蠕動緩慢，容易引發腸胃病；長期如此傷胃，必然導致胃病的發生。

對於期望苗條身材的ＭＭ而言，飯後即睡更是不明智的。因爲睡覺會減慢新陳代謝，吃了就睡，那麼剛吃下的食物就不會消化，食物的熱量就會囤積在身體，從而引起肥胖。有減肥計畫的ＭＭ肯定是無法成功哦！

總之，午睡有益，然須得法，否則就適得其反。在午睡前最好可以稍微活動活動，幫助食物消化。然後，再靜養精神。

OL睡式，健康隱患多

經過一個上午的奮鬥，吃過午飯，人頓生睏意，此時正是午睡的最佳時間。如中午能夠美美地睡上一小覺兒，是很多上班族的選擇。然而，由於上班族午睡的條件有限，很多人會選擇坐著睡覺，久而久之，就會招來腰部和頭部不適，這也是長期坐辦公室的人，會得各種各樣的「職業病」的原因之一。

午休的時候，人們坐在椅子上打盹時，不可能像上班時那樣保持良好坐姿，並且坐著打盹，也並不能消除疲勞，人體處於睡眠狀態時，血液循環速度減慢，頭部供血也減少。坐著午睡由於體位關係，大腦供血更少，睡醒後很容易出現頭昏、眼花、乏力等大腦缺氧、缺血的狀況。

可能有人會說了，趴在辦公桌上午睡是不是會減少疲勞呢？趴在辦公桌上午睡，表面上看是借助了外力，使身體疲勞得到了一定的緩解，但同樣是不可取的。

有過伏案午睡經歷的人會有這樣的感覺：睡覺起來後在短時間內視力模糊。這就是因爲在伏案時眼球被壓迫，引起角膜變形、弧度改變，就傷害了眼睛。

另外，伏案午睡還壓迫胸部，會影響呼吸，從而加重心臟負擔。時間長了，還會導致頭部缺氧，出現生理性的暫時性「腦貧血」，產生頭暈、耳鳴、腿軟、乏力等症狀。

還有不少上班族在伏案午睡時，習慣直接以手臂替代枕頭，殊不知，這樣做危害更大。如此睡覺必然會導致臉部變形，手臂酸楚。長期壓迫手臂和臉部，血液循環和神經傳導無法正常運行，會令兩臂、臉部發麻，甚至感到酸痛。

若是不加以糾正，時間久了會演變成局部性神經麻痹或是臉部產生變形，更有甚者會因此而引發後遺症，有可能還會伴隨終生。

所以，提醒人們，午休時，千萬不要因爲中午時間短，就得過且過，一定要選擇好的午休打盹的休息方式，不要忽視這短時間的休息方式，日久天長，不當的午休方式還可能會引發不必要的身體疾病。

同時，還提醒人們，午睡時應避免受較強的外界刺激。因入睡後肌肉鬆弛、毛細血管擴張、汗孔張大，如果辦公室內空調開得過低，就易患感冒或其他疾病。午休時一定要做好保暖工作，蓋好衣被，因爲人在入睡後，體溫相對較低，入睡和清醒時的冷熱不均，容易引發感冒等疾病。

午睡後要慢慢站起，進行輕度活動，因初醒時常使人產生恍惚感，所以不要馬上從事複雜和危險的工作，最好能在醒後喝一杯水，以補充血容量，稀釋血液的黏稠度。

飯後不良行為，小心要人命

吃過午飯後，睡上一覺兒，可以補充體力，使下午有精神更好的工作和學習，這個道理似乎人人都懂。劉爺爺今年都80歲了，身體一直很健康，他說這都得益於他多年來養成的好習慣，飯後睡一覺兒。

這看似很科學的生活習慣，卻因一個星期前發生的一件事而改變了。劉爺爺的孫子考上了大學，老爺子特別高興，中午和家人聚餐的時候，因爲高興，飯量大增，吃完飯後，有些睏意，劉爺爺就立即睡下了。

不料不到半個小時，劉爺爺喉嚨裡呼嚕作響，接著發生咳嗆，嘔吐出大量食物，家人趕緊把他送到醫院，確診爲吸入性肺炎，經過幾天的治療，老爺子才轉危爲安。

吸入性肺炎是老年人常見的一種疾病，老年人吞咽功能下降，反應較遲鈍，剛吃過飯立即睡覺，食物反流進入肺部的可能性會大大增加。如果帶有胃酸的食物反流到肺部，還會對肺產生化學性損傷，還容易受到細菌感染，甚至造成窒息。

所以，老年人要改變吃飽就睡的習慣，飯後最好散散步或做些輕微活動15～30分鐘。睡覺時不宜採用平臥位，應採用頭部稍微抬高的右側臥位或半側臥位，以防止分泌物倒流進入氣管及支氣管內。

飯後就睡覺只是不良行爲中的一種，也是非常常見的一種行爲，其實，飯後很多不良行爲都沒有引起人們足夠的重視。比如人們常以「飯後一支煙，賽過活神仙」的俗語，爲自己吸煙找理由。煙霧繚繞的優閒滋味看似很愜意。

但你可能不知道，飯後吸煙的危害要遠遠超過平時，甚至是10倍之大！這可不是危言聳聽，因爲進食後的消化道血液循環增強，而煙中有害成分就會因此而被大量吸收，傷害肝臟、大腦，以及心臟血管，自然就會引起這些方面的疾病。

飯後喝茶也是很多人喜歡的一種行爲，這樣同樣不正確。飯後，胃中還留有沒來得及消化的蛋白質，而茶葉中含有大量鞣酸，若是飯後喝茶，這二者相結合，就會形成不易消化的沉澱物，進而影響蛋白質的吸收。所以，飯後至少要隔一、二小時才喝茶。

就連人們認爲最科學的「飯後百步走，活到九十九」的養生觀念都值得推敲，很多人吃了飯立即散步，以爲這樣可以有助消化。其實不然，因爲運動量的突然增加，會影響消化道對營養物質的吸收。尤其是老年人，心臟功能減退，血管硬化，若餐後立即散步多會出現血壓下降等症狀。

因此，飯後百步走，需等到飯後一個小時以後再進行。總之，要先靜坐休息半小時，等到胃內食物初步吸收後再慢慢運動，才可「活到九十九」。

健康小常識

老年人早上容易早醒，到了中午，容易犯睏，所以，最好留點時間午睡，以充沛精神。不過，老年人午睡也要講究科學，才能睡出健康。

首先，午睡前，忌吃油膩食物，或吃得太飽，油膩食物會增加血液黏稠度，從而影響午休品質。其次，午睡時間不可太長，老人睡眠時間較少，若白天睡得過長，很可能夜晚難以入睡。所以，老年人午睡應以1小時左右為佳。

午睡對於大多數人來說是有益健康的，但並非人人都適合，以下四種人就不太適合午睡。

一、65歲以上或體重超標20％的人，午睡會增加血液黏稠度，容易引起血管堵塞。

二、腦血管變窄而常頭暈的人，午飯後大腦血液會流向胃部，血壓降低，大腦供氧量減少，很容易因大腦局部供血不足而中風。

三、失眠的人，午間最好做些輕鬆的事情，如聽音樂等，使自己處於放鬆狀態下。

四、血壓低的人，午睡時血壓會相對降低，會致血壓低的人呼吸更困難。

3 午時運動莫著急，舒緩運動最養身

午時運動，悠著來

對於很多白領來說，中午健身已成爲一種時尚。目前健身房健身有兩個高峰時段，中午11：30到1：30，下午4：30到6：30，從身體機能來看，後一個時間段更適合運動，但忙碌了一天的上班族，下班後都想急著回家，好好休息，所以，午休健身就成了白領的另一種選擇。

可能在大多數人看來，中午健身並不是明智之舉，因爲午休健身，午餐就會受到影響，如果餓著肚子去健身又是不可取的。其實，午休健身注意好健身前後少量多餐，鍛鍊不僅可以提神醒腦，健身的效果也是相當不錯的。那麼，如何把握午餐尺度再去午休健身呢？

健身者可以在辦公室裡準備些零食，在運動前一個小時左右吃點全麥麵包、水果，喝點運動飲料，用來補充運動中消耗的糖類。運動完之後，回到辦公室再適當吃點零食即可。記住，健身回來之後千萬別貪吃，因爲運動以後，人體的吸收能力會大大增強，

多吃很容易長胖的。經常午休健身的人，一般到了下午三、四點可能還會比較餓，這個時候再稍微吃一點東西就可以了。少量多餐既能滿足營養需求，對於減肥塑身也有著相當重要的意義。

接下來，我們再來說一說中午適合做些什麼運動，強度不一的運動，其運動時間也不一樣。具體來說，輕度運動可在飯後半小時進行；中度運動應安排在飯後一小時進行；而高強度運動則可在飯後兩小時進行。

那麼，中午做些什麼運動較好呢？由於午時人們精力比較旺盛，運動可刺激人體分泌更多的內啡肽，有利於放鬆身心。不過，如果運動強度過大，身體感覺過度勞累，就會影響下午的工作和學習。

所以，中午健身時間不宜過長，強度不宜過大，一般來說，中午健身每次40分鐘到一個小時左右爲佳，一週運動三、四次就能起到較好的健身效果。運動完之後，洗個澡，神清氣爽地投入到下午的工作中。

對於健身的選擇，上班族可以選擇相對靜態一些的運動，比如慢走、瑜伽、普拉提等，這些運動不僅有利於緩解身體的疲勞，放鬆身心，也不會影響到下午的工作效果。

當然，健身未必一定要去健身房，只要你有健身意識，在日常生活中，隨時隨地都可以健身，比如爬樓梯、散步、做做體操等等。

舒緩運動「午間道」，健康伴你行

對於上班族來說，並非每個人在中午都有時間，都有條件去健身房健身的，其實，我們並不需要刻意地尋找時間去鍛鍊，或者花大價錢去健身房健身。只要平時我們把很多零碎時間利用起來，做一些輕鬆的健身運動，健身效果還是挺不錯的。

由於中午時間相對比較短，所以，健身項目應選擇些舒緩的運動，不但不會影響消化，若堅持下來，還可令身心得到放鬆。另外，因工作原因，上班族常常感到腰酸背痛，在健身項目選擇上，應有針對性。下面就給大家介紹幾種適合上班族的運動。

●蹲樁練習

這項運動有助於鍛鍊下肢、腰背肌肉，同時可舒緩肌肉的緊張感。

（1）站立，兩腳與肩同寬，雙臂自然下垂，兩手掌輕貼於腿兩側，眼平視前方。

（2）左腿朝左側邁出一步，同時，雙手臂抬起成環抱狀，手不高過肩，眼平視前方。雙腿屈膝，下蹲約爲130度，上身挺直，保持平穩狀。

（3）雙手下按與肚臍同高，維持半蹲姿勢15秒。

（4）當下肢出現酸、麻、脹感時，再緩緩起身，自然呼吸。

在練習這個動作時，應循序漸進、適可而止，運動量從小開始每次鍛鍊時間可保持在20～60分鐘；每週鍛鍊時間可由2～3天逐漸增加到5～7天。

•肩部運動

辦公室OL每天都要穩坐辦公室，腰酸背痛，手臂發麻，肩膀負荷十分沉重，而此項運動通過對肩部韌帶的伸拉，改善肩部及兩臂的血液循環，有助於緩解肩部疲勞。

（1）自然站立，左肩先向前繞環，重複10次。右肩再向前繞環，重複10次。

（2）下肢站立或坐姿均可，身體面對正前方，一臂向異側平舉，另一臂彎曲，並向內拉引直臂，五指儘量伸展。

•背部運動

此項運動有助於緩解腰酸背痛的狀況，並保持背部優美的線條。

（1）仰臥，全身伸直。屈左腿，抱左膝，用前額去觸膝蓋，然後回到原位。接下來再換右腿，做同樣的動作，反覆做20次。此動作可防止或糾正脊椎變形，並可鍛鍊下背部肌肉、韌帶。

（2）跪姿，雙手撐地，收腹、弓背、低頭，身體成橋狀，腰背肌肉繃緊，然後再放鬆，如此反覆做20次。此練習能醫治背痛，並可鍛鍊背部肌肉。

•腰部運動

此項運動有助於增進腰部肌肉的柔韌性，緩解腰部的疲勞。

（1）坐直，兩腳尖抵一固定物，雙手放在腦後，先慢慢地後仰到最大的限度，呼氣，然後還原，呼氣。

（2）雙手撐腰，從左向右，做腰部環繞動作。然後再從右向左，做腰部環繞的動作。

●腹部運動

此項運動有助於鍛鍊腹肌，防止腹部脂肪堆積。

（1）席地而坐，雙手體側撐地，雙腿併攏伸直。先是雙腿伸直、抬起，儘量靠向左肩；然後雙腿放回原位，再抬起，儘量靠向右肩。

（2）屈膝仰臥，屈肘雙手置於肩上。坐起，躺平，如此反覆20次。

●腿部動作

此項運動有助於放鬆腿部肌肉，鍛鍊大腿內側的肌肉。

（1）屈膝下蹲，雙手觸地，左腿離地側伸。以右腳爲軸，全身旋轉15次；然後收攏左腿，右腿離地側伸，以左腳爲軸，轉15次。

（2）右側臥，左腿伸直儘量上舉，再放下，反覆做20次，然後左側臥，舉右腿。

以上這些運動，都是針對上班族經常久坐辦公室的狀態而設計的，可以有效緩解不適症狀，在練習時，無需每個動作都要練習，可以有針對性地選擇適合自己的項目。

脖子動一動，趕跑頸椎病

午時是一天工作的轉捩點，經過一個上午的工作，身體也顯得有些疲憊，尤其是承受著較大壓力的頸部。經常坐在電腦前工作的上班族，總是感覺頸部、肩部和背部有些酸脹、疼痛。這時候應該提高警惕，這些都有可能是頸椎病的前兆。

如今，年輕人罹患頸椎病的發病率越來越高，其重要原因就是缺乏疾病預防的基本常識，上班期間，大家都埋頭工作，沒有太多時間關注頸部，所以，應該好好利用午時休息的時間，關照一下疲憊的頸部。對於頸椎病的初期患者來說，只要適當的休息和正確的運動是可以得到改善的。下面就給大家介紹幾種鍛鍊頸部的活動方法。

●頸部活動操

（1）雙手拇指頂住下顎緩慢往後抬，使頭部保持仰伸狀態，堅持10秒，重複6次；

（2）用一隻手繞過頭頂放於對側耳部，來回向左右方向扳動頭部，堅持10秒，左右交替各重複3次；

（3）雙手十指交叉抱頭後部，使頭部將頭部往前撥，堅持10秒，重複6次；

●強化頸部肌肉運動

（1）用全力收縮兩肩，堅持10秒，重複10次；

（2）雙手扶前額，給予一定的阻力，用全力使頭部前屈，堅持6次，重複5次；

（3）一手扶頭側部，給予一定阻力，用全力向同側使頭部傾倒，堅持6次，左右交替，重複5次；

（4）雙手扶頭頸後部，給予一定阻力，用全力使頭部往後傾，堅持6秒，重複5次。

●手抱頭項與項爭力

坐位或站位均可，雙手十指交叉，上舉屈肘，用手掌摟抱頸項部，用力向前，同時頭頸儘量用力向後伸，使兩力相抗，並隨著一呼一吸有節奏地進行鍛鍊。

●穴位按摩

（1）揉摩後腦。用雙手拇指指腹分別按壓在枕骨下髮際陷中風池穴上，其餘四指併攏抱頭兩側，同時兩拇指用力先向外揉摩旋轉50次，再向內揉摩旋轉50次。

（2）捏拿肩井。先用右手拇指、食指岔開捏拿左肩井（在肩部高處陷中）5次，再用左手捏拿右肩井5次。如此兩手輪換捏拿左、右肩井各50次。

（3）撚揉合谷、後溪。先用右手拇指壓按左手合谷穴，併攏中指、食指，中指按壓後溪穴（在手小指外側掌指關節後方骨邊陷中），而食指按壓腕骨穴（在後溪向上二骨間），三指一齊用力撚揉旋轉1分鐘。然後，再換成左手撚揉右手合谷、後溪、腕骨1分鐘。

以上這些運動，動作簡單，強度不大，也非常適合中高齡人練習。在進行練習時，有一點老年朋友需要注意，在做持續晃動和搖擺頸部的鍛鍊時，如出現眼前發黑、眩暈的情況，就要立即停止。

因爲老年人活動後出現的這些症狀，多是由於大腦供血不足引起的，而持續、過度地活動頸部，會使大腦缺血情況更加嚴重，甚至影響到眼部血液正常供應，因此，出現眼前發黑和暫時性視力障礙的症狀。如仍然繼續活動頸部，則有可能導致暈倒，甚至中風的發生。

趕走瞌睡蟲，工作效率加倍

你可能也有這樣的感觸：每天到了午後，總覺得昏昏欲睡。是啊，午飯後的辦公室，瞌睡蟲不停地撲閃著透明的翅膀，意興闌珊的「格子間動物」昏昏欲睡。那麼，此時，有怎樣的好方法可來幫助自己提神解乏呢？

●拳頭按壓，按走疲憊

具體方法：握緊拳頭，放在耳朵斜後方，靠近頭部中央的頭骨位置。然後，閉上雙眼，頭向後仰去，就感覺拳頭支撐著頭部的力量，會令你有一種放鬆的感覺，瞬間便可釋放一身的疲憊感。

●彈一彈、敲一敲，釋放疲倦

當你感覺頭昏眼花時，用手指輕輕拍（敲）打頭部，可有效提神。

具體方法：先敲頭頂部，再將後腦勺分爲左右兩區，輕輕拍打。此外，由頭部下方開始，至乳頭劃出黃金三角胸腺，你還可用手指輕敲此區域，可輕鬆舒緩胸悶、鬱結之氣。

●聞聞精油，提神解壓

精油可刺激大腦，緩解壓力。當你感覺大腦昏沉，思緒不清時，可以嘗試選擇樹葉類的精油，比如：檸檬香，聞一聞或使用迷迭香精油來清新空氣。

檸檬、馬鞭草、柑橘、葡萄柚等氣味具有提神效果；而且檸檬和葡萄柚等氣味可提升工作效率50％以上，選擇此味精油還可爲你的工作加油。

●熱石按摩，舒暢頸部

你可以選擇一顆溫潤的石頭，最好有一面比較平整，然後放在熱水中，爲石頭增加溫暖的熱度，再將石頭順著肩頸線慢慢滑動，令熱度一一傳達到肩頸的部位，可達溫暖舒暢，一掃疲憊的效果。

●粗鹽泡腳，精神煥發

有時，令人鬱悶胡疲憊感不單只出現在上班時刻，就是下班回家後也會覺得全身癱軟，精神委靡。這時，你可以在碗裡添加2～3湯匙海鹽或岩鹽，再混合3～4滴你喜愛的精油，加以調勻，然後放入已盛溫水的臉盆中將其溶解。

放入雙腳浸泡其中，讓熱熱的水溫疏解腳丫的疲乏，同時也會令你感覺全身放鬆。不過，需要注意的是：泡腳的水溫要高過體溫；同時，建議選用檸檬或檸檬香茅精油。這樣效果更佳。

●乾刷身體，提神養身

頭腦昏暈，沒有精神，這些都不可怕，讓你的雙手幫忙提提精神。用手乾刷淋巴引流的位置，從肢體末端朝心臟的方向，各刷10下。記得手臂要轉動，整個手臂都要刷到才可。

乾刷腿部則分兩個區域：腳踝到膝蓋區域，及大腿到臀部區域，方法同上，各區域10下，然後再換腿做。此外，還可以站起來活動活動身體，有利於促進新陳代謝。

健康小常識

午飯後聽音樂，是一種簡單易行的養生方法。古籍《壽世保元》中說：「脾好音樂，聞聲即動而磨食。」而道家也有「脾臟聞樂則磨」的說法。飯後欣賞柔和輕快的音樂，可以陶冶性情，使元氣歸宗，樂而忘憂。

聽音樂還可作為一種良性刺激通過中樞神經系統調節人體的消化吸收功能，增加胃腸蠕動和消化腺體分泌，增強新陳代謝等作用；還可調節血液流量，促進血液循環，增強心腦肝腎等功能。

不過，飯後養生聽音樂，要以人的個性心理特點與音樂愛好程度等為依據，因為這些因素對療效有一定的影響。適當的音樂，才有效果。而強烈激昂的節奏、喧鬧嘈雜的聲音、污濁難聞的氣味，以及混亂不堪的環境都會對情緒和食欲產生不良影響。所以，飯後應欣賞輕柔明快、美妙動人的樂曲，對人體健康大有好處。

4 午時練瑜伽，減壓助消化

優雅瑜伽，淨化身心

一般而言，上班族中午吃完飯，大多數就坐在椅子上，不少人感覺直到下午，這些食物都還沒被消化，下午工作效率往往陷入低潮。那麼，該如何才能放鬆一下身心呢？試試瑜伽吧！

瑜伽便可讓你的緊張情緒得到充分的放鬆，再配以健康美味的素食午餐，可為你的身體補充最佳營養、令頭腦恢復清醒，有助提高消化，進而改善下午的工作效率。

也可以這樣說，練瑜伽是在為你的生命美容，具有外在美容護理所無法替代的效果。下面就簡單介紹幾招，讓朋友們嘗試一下，減壓效果非常不錯哦！

●集中精力：合掌樹木式

（1）直立挺身，併攏雙腿，雙手自然下垂。

（2）將重心轉移到左腳上，彎曲右膝蓋，小腿肚儘量同大腿緊貼，腳掌向上，雙手抓住右腳將它放到左大腿的根部。

（3）然後鬆開雙手，將雙手舉到胸前，雙掌合十，自然呼吸。

（4）保持平衡，同時儘量堅持時間長一些。

（5）再換另一條腿重複上述的過程。

這個姿態的優勢在於可讓練習者集中精力，擺脫雜念，令人安靜下來，釋放出人的最高潛力。還可以加強和伸展腿部肌肉，提高練習者的平衡能力。

●活躍腦神經：丘之招式

（1）盤腿而坐，挺直上身，雙手放於兩腿膝蓋處，吸氣，舉起雙手過頭頂，然後十指儘量張開，掌心朝前，雙眼注視前方並且保持不動。

（2）呼氣，儘量將雙手向後方拉，挺胸，這個姿態要保持7秒鐘。

（3）雙手回位，這樣反覆5次，每次可保持7秒鐘。

（4）呼氣，慢慢地放下雙手，然後恢復到起始的姿態。

這個姿勢可以讓雙手得到伸展，促進血液循環。而五個手指盡力張開，能夠消除神經緊張不安，活躍大腦神經，同時提高注意力。

●消除不安情緒：手印覺醒式

（1）選擇一個令你可以冥想的坐姿，伸直背骨。

（2）深吸氣，收緊肛門，屈肘，然後抬起兩手於臉前，用兩手拇指各按住左、右耳孔，兩手食指分別按於左、右上眼皮，兩手中指分別按住左、右兩鼻孔，兩手無名指按住上嘴唇，而兩手小指按住下嘴唇。

（3）將所有孔堵好後，屏住呼吸，慢慢增加停氣時間，以此來刺激神經。

在做此練習時一定要集中精神於頭頂部中央，摒除一切雜念，而且沒有時間限制。這個姿勢按摩臉部，可令眼睛得到休息，提高練習者的聽覺能力。

做職場智者，輕鬆減壓

關於「富士康十連跳」事件仍在沸沸揚揚，究竟眞相如何，似乎不得而知。但我們依然能從此事件的背後，深深感受到如今年輕人所承受的壓力之重，也許，這些接二連三的結束生命的方法，不單單只是爲了反抗來自生活、工作中的壓力；也許，事件本身比我們想像的還要複雜。

然而，我們不得不承認，壓力存在於當下的職場，並且是愈演愈烈。超負荷工作，不僅影響身體健康，也會給心理帶來沉重的壓力，甚至令人無法自拔。如果精神上的壓力過大，往往會導致各種疾病，比如：中風、高血壓、胃潰瘍、心臟病、神經衰弱等，或是很容易令人養成一些不良的習慣，如：暴飲暴食、抽悶煙等，這些不但可能致命，也可能會逐漸演變成致命的疾病。

壓力常不時地來到我們身邊，一個客戶突然打來電話，或者被老闆毫無徵兆地K了一頓等，都可能讓我們感到有些喘不過氣。那麼，我們該如何在這樣一個硝煙滾滾的職場立足？如何笑看風雲？無論如何，做爲職場中人都應該學會減壓，這是必須的。

●大笑減壓

大笑減壓，其實是來源於「笑瑜伽」。它發源於印度，是一種新興的有氧運動，在鍛鍊過程中，大家刻意通過做遊戲，表演各種情緒、笑臉等方式將自己和他人「逗樂」。從而令大家發自內心地大笑出來，以達到情緒的宣洩，這樣的方法助人又利己。不論你是瘋狂大笑，或是微微露齒，只要是發自內心的，都能夠起到緩解壓力的作用，有益於身心健康。所以，身心感受到壓力的時候，不妨試一試。

●哭泣減壓

可能你會覺得哭泣是懦弱的表現，你不願意讓別人看見你的眼淚。但是，適時的哭泣是有利健康的。哭泣可以洗滌你的心靈。當你感覺壓力太大時，嘗試著找個沒人的地方痛哭一場吧，將體內造成情緒壓力的有害物質統統排除掉。

還記得那首歌嗎？「男人，哭吧哭吧，不是罪。」這世上沒有一個人只擁有笑，也不會哭泣一生。讓一切順其自然，但不是任其自然，便是一種壓力的釋放。

•食物減壓

在介紹食物減壓之前，需要先澄清一點的是，食物減壓並不等於暴飲暴食，有些女性朋友常常通過吃零食來釋放壓力，這與所介紹的食物減壓是有所不同的。

食物減壓說的是有些食物具有減少壓力的效果。如：含有DHA的魚油。另外，硒元素也可有效減壓，大蒜、巴西磨菇和沙丁魚都富含硒。同時，維生素B家族中的B2、B5和B6也都是減壓好幫手。在工作的間隙，來一杯冰咖啡，也可以很好地舒緩心情。

•暴力減壓

你可以隨身攜帶一個網球、小橡皮球或是別的，當遇到壓力過大需要宣洩時，就偷偷地擠一擠、捏一捏，這顯然會比掐同事的脖子、在眾目睽睽之下歇斯底里地撕廢紙、捶桌子等要強了許多，絕不會令你失去應有的風度。

•寫作減壓

你可以借用一支筆、一張紙的寫作來減壓，這是非常不錯的辦法。你可以將壓力體驗，生理、心理上的一切煩惱都記錄下來。在書寫的過程中，你會明顯感到情緒逐漸穩定，注意力也在慢慢集中於筆桿上。你的一切不開心、憂愁、壓力全在筆下化解了。但要記得，你寫下的都是眞實的，沒有掩飾的。這樣才能最大程度地化解內心的鬱結。

並且這種方法在一定程度上可以治療心理疾病。「寫作就是治療的過程。」壓力或者煩惱被寫出來後，可以使心理得到平衡，精神得到振奮。

健康小常識

眾所皆知，適度的壓力可以激發人的動力，更好地發揮主觀能動性去創造，然而，過度的壓力則會導致疾病，如腸胃疾病、心臟病等等。可你知道嗎？壓力與肥胖還存在著一定的關係，正所謂壓力越大，肚子越大。

研究表明，當人體處於壓力之下，腎上腺皮質分泌的激素「可的松」水準會升高，同時體內糖和脂肪下降到正常情況下的一半。因此，機體需要補充能量，使得處在壓力狀態下的人食欲特別好。補充的熱量往往又超出了身體所需要的量，使得多餘的脂肪在體內積存，導致肥胖。

更令人頭痛的是，這些壓力脂肪偏偏選擇了腹部，而不是在身體的各個部位均勻增加。所以說，壓力越大，肚子越大。那為什麼會出現這種情況呢？

這是因為因壓力產生的「可的松」，做了脂肪的「搬運工」。它刺激了一種酶的釋放，這種酶專門負責將脂肪儲存到腹部細胞中去，所以，導致腹部脂肪嚴重超標，小腹也就更加豐滿了。

未時

日昳，又名日跌、日央等。太陽偏西為日跌。下午一時至下午三時。

1 未時到，喝茶時

下午茶，潤腸良品

未時，下午13時~15時，這個時候是小腸經當令，爲最旺。小腸是食物消化和吸收的主要場所，人體有一半的吸收都是在小腸裡完成的。小腸的生理功能主要爲受盛化物和泌別清濁。

受盛化物，也就是小腸接受經過胃初級消化的食物。若是小腸受盛化物功能失調，傳化停止，氣機失於通調，那麼，就會產生停滯現象，此時就會出現腹痛，腹瀉、便溏等症狀。

泌別清濁，即小腸接受了胃傳遞過來的初步加工過的食物後，進一步消化食物，轉化爲人體可吸收和利用的物質，而且從中吸收精華物質，然後提供給人體使用。最後，再將剩下的糟粕物質，向下傳遞於大腸，排出體外。

所以，這就要求我們最好在未時前食用午餐，而且午餐的營養價值要高、要精、要豐富，這樣到了未時，經胃受納，腐熟的食物，就能進入小腸，由於這時小腸吸收功能最活躍，就能最大限度的把午餐的營養物質吸收進人體，才能更好的完成它的工作。

到了未時，多數人們已經吃過午餐，準備開始工作，此時不妨喝杯茶，提神醒腦，有助於提高下午的工作效率。與此不同的是，一些人喜歡在酒足飯飽之後喝茶，這是不科學的。因爲茶葉中的鞣酸可與食物中的鐵結合成不溶性的鐵鹽，干擾人體對鐵的吸收，時間長了，就可能誘發貧血。

喝茶的最佳時間爲餐後一個小時，而有些辦公室也會在下午三點時休息半個鐘頭，做爲下午茶時間，此時喝茶具有保健功效。茶葉中含有的茶多酚可以降低膽固醇和甘油三酯的含量，減少脂質在血管壁上的沉積，有效預防動脈硬化、降低血壓，以及消除自由基等保健功能。

醫聖張仲景也曾經說過：「茶治便膿血甚效。」所以，中醫和民間就常用濃茶或以綠茶研末服之，治療細菌性痢疾、腸炎等腸道疾病。

另外，當用水泡茶時，若飲用水不潔，茶葉可吸收水中的雜質，同時使之沉澱，有淨化、消毒的功效，這對預防腸道傳染病也是大有好處的。

有一位哲人是這樣說的：喝茶是一種情調，是一種欲語還休的沉默。喝個下午茶，不僅僅可以幫你潤暢防病，更爲重要的是可以滋潤你的心情，爲你釋放壓力。

小茶道，大學問

茶水爲水的一種衍生形式，茶就如生活中的各色花香，爲我們增添美味的享受，一壺茶，可以讓我們在靜謐中感受行雲流水！不僅如此，一書中還記載：「茶是養生的神奇良方，對延年益壽具有超凡能力。」是的，茶具有美容、減肥、保健的功能，由古至今，它一直都是長壽的萬靈丹。

不過，中醫認爲，人的體質有寒熱虛實之分，在喝茶前須辨清體質，根據自身情況，隨著季節變化，選擇具有不同保健功效的茶，方爲有益健康的喝茶養生之道。

●春主升發，喝花茶為宜

春屬木應肝，調養且紓解肝鬱。在漫漫冬季結束，春天呼之欲出之時，人體也同大自然一樣，處於蘇醒之際，花茶香氣濃郁，怡人清爽，此時最適宜喝花茶。

在明媚的春日中，人們容易出現春睏、肝鬱等現象，花茶可促進人體陽氣生發，疏肝解鬱，起到提神、健胃、消食、美容等作用。人們可以根據自己的喜好選擇茉莉花茶、百合花茶、薰衣草茶等，在怡人的清香中感受到春的召喚。

●容易上火，可以多喝綠茶

綠茶清淡性涼，具有清熱消暑，瀉火解毒的功效。因此，綠茶是炎熱夏季的佳茗，夏季，人們容易發熱口乾，咽疼，便秘，便可泡上一杯清清的綠茶，涼意頓生。不過，不同的綠茶，其寒涼的程度也不一樣。常飲的綠茶有龍井、毛尖、碧螺春等，如苦丁茶則屬於涼性偏重，清熱力強，所以虛寒體質就不宜飲用，尤其是孕婦，及經期婦女更是應少喝爲妙。

●降脂減肥，飲普洱茶

普洱氣味純和，可以助消化和鎮靜，夜間也可適量喝點。早在《本草綱目拾遺》中即有記載，普洱能——「解油膩牛羊毒，逐痰下氣，刮腸通泄」，所以，現代不少降脂、減肥、消食的中成藥，都以普洱茶作爲主要的成分。

儘管普洱茶向有「減肥茶」之稱，可性質溫和，還具有保護心血管的功效，因而也適合高血壓、糖尿病，以及肥胖人士選用。

●經期，品玫瑰花茶

女性的經期是一個特殊時期，尤其是有痛經、月經失調，經前乳房脹痛等症狀的婦女，喝什麼茶總是令人躊躇：喝紅茶怕溫，喝綠茶又恐涼。

其實，婦女經期前後可喝點玫瑰花茶，玫瑰花能理氣舒鬱，調經止痛。而且，玫瑰藥性溫和，有調和臟腑的作用，能促進血液循環、消除疲勞、抗抑鬱及養顏美容。

•電腦一族應隨手一杯菊花枸杞茶

電腦族長期面對電腦，用眼過度後容易出現雙目乾澀，視物昏蒙的症狀。菊花枸杞茶具有清肝明目，防輻射的功效，每天喝3～4杯菊花枸杞茶對保護視力大有幫助。

電腦一族可以在辦公室裡準備一些杭白菊和枸杞子，每日工作一段時間後，朝大玻璃杯中丟4～5粒乾透的菊花和適量枸杞，然後用熱開水一泡，讓清氳的茶氣薰薰乾澀的雙眼，等茶水稍涼後再徐徐地喝掉。

中藥泡茶，有效降壓

高血壓是中老年人的一種常見病，也是引發多種疾病的禍根，因此，控制血壓是預防中老年疾病的一項重要的舉措。患者除了堅持藥物治療以外，也可以常喝用中藥泡的茶，也能起到很好的輔助治療作用，下面就爲大家介紹哪些好辦法能幫助降血壓吧！

•山楂茶

山楂所含的成分能夠幫助消化、擴張血管、降低血壓、降低血糖；而且若是經常飲用山楂茶，對於治療高血壓具有明顯的輔助療效。具體飲用方法爲：每天數次用鮮嫩的山楂果1～2枚泡茶飲用即可。

●菊花茶

所用的菊花應爲甘菊，其味不苦，特別是以蘇杭一帶所生的大白菊或是小白菊最佳，每次可用3克泡茶飲用，每日3次；也可用菊花加入金銀花、甘草同煎代茶飲用，其有平肝明目、清熱解毒的特效。而對高血壓、動脈硬化患者也具有顯著的療效。

●首烏茶

首烏具有降血脂，減少血栓形成的功效。血脂增高者，若常飲首烏茶，其療效相當明顯。製作方法爲：取製首烏20～30克，然後加水煎煮30分鐘後，待溫涼後當茶飲用。

●荷葉茶

經中醫實踐表明，荷葉的浸劑和煎劑具有擴張血管、清熱解暑，以及降血壓的功效。而且，荷葉還是減脂去肥的良藥。治療高血壓的飲用方法爲：用鮮荷葉半張，洗淨切碎，再加入適量的水，等煮沸放涼後代茶飲用即可。

●蓮子心茶

蓮子心是指蓮子中間青綠色的胚芽，其味極苦，不過卻是極好的降壓去脂之品。具

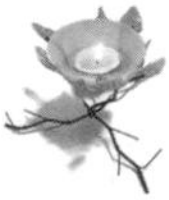

體方法是：用蓮心12克，以開水沖泡後代茶飲用，可每天早晚各飲一次，除了可降低血壓以外，還具有清熱、安神、強心的效果。

●桑寄生茶

中草藥桑寄生是補腎補血的藥劑。中醫臨床表明，若用桑寄生煎湯代茶，可輔助治療高血壓，其效果明顯。桑寄生茶的製作方法爲，取桑寄生乾品15克，煎煮15分鐘後即可飲用，每天早晚各一次。

●玉米鬚茶

玉米鬚不但具有很好的降血壓功效，並且也具有止血、止瀉、利尿和養胃的療效。泡茶飲用每天可數次，每次25～30克。

●決明子茶

中藥決明子具有降血脂、降血壓、清肝明目等功效。若經常飲用決明子茶，可有效治療高血壓。可每天數次用15～20克決明子泡水代茶飲用，是治療頭暈目眩、視物不清、高血壓的妙品。

●葛根茶

葛根具有改善腦部血液循環的作用，而對因高血壓引起的頭痛、耳鳴、眩暈，以及腰酸腿痛等症狀，都有較好的緩解作用。若經常飲用葛根茶，對治療高血壓具有不錯的療效，其製作方法是：將葛根洗淨，然後切成薄片，每天取30克，再加水煮沸後當茶飲用即可。

健康小常識

喝茶養生，也是種品質的沉澱。但女性朋友在某些時期是不宜飲茶的。

首先，女性經期後補鐵，不宜飲茶。經血中含有比較高的血紅蛋白，血漿蛋白和血色素，因此女性經期過後大量鐵質會流失，應該多補鐵。而茶中含有30％以上的鞣酸，它在腸道中若與鐵離子結合，會產生沉澱，阻礙腸黏膜吸收鐵離子。

其次，孕婦不宜飲茶。茶葉中含有較豐富的咖啡因，飲茶會加劇孕婦的心跳速度，增加腎血流量，從而會加重孕婦的心、腎負荷，不利於胎兒的健康發育。並且，這期間飲茶，還會因咖啡因而引起心悸、失眠，容易導致產婦體質下降、精神疲憊，從而造成難產。

再次，女性更年期不宜飲茶。45歲以後，女性開始進入更年期，本來情緒就不穩定，喝茶後就更易衝動，有時還會出現頭暈、乏力、失眠、心悸、痛經等的現象。

既然女性在特殊時期不宜飲茶，那就不妨改以濃茶水漱口，也會收到意想不到的效果。

申時

哺時，又名日鋪、夕食等。下午三時至下午五時。

1 申時運動，讓你更健康

動而汗出，喊叫為樂

申時，是指下午15～17時這個時間段，此時膀胱經值班。膀胱經是非常重要的經脈，在中醫裡號稱是太陽。它是從足後跟沿著後小腿、後脊柱正中間的兩旁，一直上至腦部，是一條大的經脈。膀胱主要功能是貯藏水液和津液，循環水液，同時將多餘部分排出體外，使津液在體內循環。

在申時，是人體瀉火排毒的最好時候，這時養生關鍵以利於人體新陳代謝爲佳。古人說：「申時，動而汗出，喊叫爲樂。」就是說申時鍛鍊身體最好身上出汗，這樣更有利於人體瀉火排毒，達到顯著的強身健體效果。

所以，申時鍛鍊身體運動量可以適當大一些，要以有氧運動爲主，做到「動而汗出」。這樣不僅可以疏通全身經絡，還可改善人的心情。

若是某一天你心情低落，就來個大動作運動，以出汗解脫煩惱也是可取的。另外，運動出汗，還可以令肌膚更健康、更容易入眠，同時具有緩解疼痛、放鬆肌肉、治療關節炎的等的良效呢！

有些人可能會認爲鍛鍊身體只是早上的事，並不贊同申時鍛鍊的說法，這是不正確的。申時，尤其是四點左右最適合人體做相對強度大的運動。而且申時在12生肖裡對應的是猴子，猴子是上躥下跳的性格，這也意味著申時極適合人體運動。

那麼，此時鍛鍊，身體會不會受傷呢？爲什麼有的朋友此時會感覺難受呢？申時是人體新陳代謝率最高的時候，肺部呼吸運動最活躍，人的精力、判斷力會比較好，運動能力也達到最高峰，此時進行身體鍛鍊是不容易受傷的。而若恰好在這段時間感覺難受，那只能說明你的身體出現了問題，若容易犯睏就有可能是腎陽虛的毛病。

古人言：「朝而授業，夕而習複」。其意思就是強調早晨學完後，一定要到下午申時好好複習，加強記憶。可見，申時不僅僅是運動最佳時間，也是工作最出成效的時間段。因爲開篇我們已經提到膀胱經是一條最長的經脈，其一端到腦部。申時氣血流注腦部時，不論工作，或是學習，效率都是最高的。

當然，還是要記得午時最好能睡個午覺，這樣到了申時才會擁有充足的精力去應付工作和學習呢！

消除運動疲勞，一身輕鬆

在上一節我們講到申時是鍛鍊身體的最佳時間，人們應該做到「動而汗出」，然而，經過申時的鍛鍊，人們常常感到非常疲勞，如何才能消除運動疲勞呢？

在許多人的觀念裡，產生運動疲勞後主要的方式不外乎休息和營養，其實不然，在進行大運動量的鍛鍊後，適當的恢復性活動更有助於消除疲勞感。

鍛鍊後的恢復主要有兩種方式，一種是靜止性休息，另一種是積極性休息，是指通過適度的運動來恢復，包括疲勞後的積極活動、按摩、淋浴等。對於積極性積極活動來恢復疲勞的方式，很少有人關注，這種方式有助於緩解緊張的肌肉，如在跑步之後不要馬上停下來，應適當走一走，以緩解腿部的緊張肌肉。

這種通過變換運動方式的方法來休息，可以使沒有鍛鍊的部分運動神經興奮，也能緩解疲勞感。不過，活動強度要小，時間要短，這樣才能有助於消除疲勞。下面就給大家介紹幾種緩解運動疲勞的積極性休息方式。

●溫水沐浴、熱敷

運動後，可以進行溫水浴，這樣會令你頓時感覺一身輕鬆。溫水浴的水溫應控制在32～45℃之間，洗浴的時間最好在10～15分鐘之內。若是水溫過高或是長時間洗浴，則會過度消耗體力，反而更加重疲勞感。

另外，還可在腿、臂等疲勞感較重的部位進行熱敷，先將毛巾在溫度爲50度左右的水中浸泡，然後擰乾，將毛巾敷在腿、臂等肌肉部位，反覆幾次，持續時間可維持10分鐘左右。如果你連續幾天都在進行劇烈運動，溫水浴和熱敷的時間則應比平時短些，避免消耗過多的體力。

●按摩

按摩能促進大腦皮層興奮與抑制的轉換，消除因疲勞導致的神經調節紊亂現象，促進局部血液循環，加強局部血液供應，這是消除肌肉疲勞的一種有效方法。

運動後可以進行自我按摩，也可以請朋友幫助按摩背、頸或腿、臂等部位。自我按摩的方法是：用雙手揉、搓、按、壓及抖動腿部肌肉，還可用雙手交替揉捏雙臂肌肉。

●運動休息法

運動結束後，可通過轉換運動練習的方法，或做些放鬆動作，令機體獲得積極性休息以消除疲勞。比如：長跑後，可適當慢跑、走動一會兒；或是做做放鬆操、打打乒乓球、羽毛球，也可以到幽雅的環境中散步，去電影院看電影，這些都是不錯的選擇。

除此之外，安排合理的運動量、保證充足的睡眠，也是消除運動後疲勞不可或缺的措施。運動量的合理性是及時消除疲勞的原則。運動後，如果感到儘管有點累，但卻不影響飲食和睡眠，那麼，就是比較正常的運動量。反之，則表明運動量過大，就需要在下次鍛鍊時適當減少了。

睡眠對消除疲勞和恢復體力而言是必不可少的過程，它屬於靜止性休息，一般來說，睡眠時間不得少於七個小時，使肌體處於完全放鬆狀態，這樣才不會影響體力。

老年人健身有法則，凡事需慎行

如果你留心觀察，會發現不同年齡的人走路有不同的特點。年輕人走起路來健步如飛，有一些老年朋友在走路時，能夠保持與年輕人一樣的步態，精神十足，但有一些老年人則顯得老態龍鍾。

若再仔細觀察，還會發現這樣一個現象：老年人走路時每步邁出距離較短，而且兩腳之間的距離較寬。正是由於每步邁出距離的縮短，加之步伐比較慢，行走的速度也就明顯下降，這與老年人肌肉韌帶的彈性與關節的靈活性下降有很大的關係。

當然，如果老年人能夠堅持進行適當的鍛鍊，也能讓老年人仍然保持較好的柔韌性，走起路來一樣很有精神。不過，衰老是一個漸進的變化過程，進入老年期後，在進行體育鍛鍊時，需要根據這種變化，根據每個人的自身條件科學地安排鍛鍊項目、方法、強度，以及選擇適宜的鍛鍊時間。

●依據老年人心血管系統的特點

心血管系統的老化是衰老的一部分，先有解剖代謝上的衰變，隨即出現生理功能的減退，因此，老年人較容易發生心血管疾病。

針對老年人心血管的特點，運動量要由小到大，動作要緩而有節律，避免速度過快，腹壓高和憋氣的運動，避免增加心臟負擔。比如：舉重、摔跤等都不適合老年人。

運動量需隨著年齡增長而逐漸下降，即便自我感覺不錯，也不可盲目增加運動量，防止心臟無法承受，而出現意外，建議老年人每週應定時測量一、兩次血壓。

●依據老年人呼吸系統的特點

由於老年人的肺通氣、換氣功能減退，彌散能力降低，所以，鍛鍊時應多做深呼吸動作，以舒緩因胸廓橫徑變小而對呼吸運動產生的不良影響。

鍛鍊時最好選擇環境幽雅，空氣新鮮的公園或是樹林裡進行，而多霧的時候應在室內活動。不過，若是罹患急性呼吸道疾病時，就要停止鍛鍊，不可逞強。

●依據老年人骨骼、肌肉的特點

老年人骨骼疏鬆，肌肉鬆弛，在鍛鍊時，不要進行幅度太大的練習，且活動也不可太過劇烈，要避免做跳躍等震動較大的活動，以避免骨折。

若是進行力量練習，絕不可採取大負荷運動，這樣不但不利於發展肌肉力量，也容易造成損傷。因此，建議老年人採取小負荷運動練習，這足以提高骨骼、肌肉的功能。

●依據老年人神經系統的特點

大腦結構和功能的改變是老年人重要的生理特徵之一。隨著年齡的增長，大腦重量逐漸減輕，腦細胞數量也明顯減少。根據這樣的特點，在鍛鍊時可選擇一些節奏較慢的運動項目。比如：太極拳、太極劍、慢跑、走路、馬球、健身操等。

在體育鍛鍊過程中要注意保持穩定情緒、動作協調。如果運動後出現頭暈、失眠等現象，就要減少活動量，等不良反應消失後再繼續運動。若是參加比賽，則要堅持「重在參與」的原則，不要因爲勝負而引起情緒過於激動。

基於老年人以上生理特點，在進行鍛鍊時，應注意以下幾點：

（1）鍛鍊前一定要做好準備活動，這樣有利於提高肌肉溫度，預防運動損傷；提高內臟器官的機能水準，從而進入「最佳」的活動狀態。

（2）至於何時進行鍛鍊，其時間主要根據個人的生活習慣、身體狀況而定，無法絕對統一。清晨、下午和傍晚各有不同的特點。不過，早晨鍛鍊時間不宜太早。飯前半小時以及飯後一、二小時以內都不宜活動。

（3）運動後，需做整理活動，它可使身體各部位放鬆，逐漸由動到靜。特別是出汗後，切忌練完以後，滿頭大汗就立刻坐下或躺下休息，更不可到陰涼處「落汗」，應該做做整理活動。

（4）運動後可少量飲水、運動中也可補充水分，不過要適量，不可暴飲。而且鍛鍊後不可急於進食，應該等心肺功能穩定，胃腸機能恢復以後，再用餐補充營養。

健康小常識

運動中由於大量出汗，會讓人感到口渴難忍，這時及時補充水分是十分必要的。不過，若是不管三七二十一，一口氣喝進大量的水，這樣反而會造成體內體液稀釋，血容量突然增加，給心臟增加負擔。此外，大量的水貯留在胃中，既影響膈肌升降，妨礙呼吸，又會使人感到不舒適，降低運動的效力。

在短時間內飲水過多，儘管可瞬間抑制口渴的感覺，但同時也會增加了機體的排尿量和排汗量，前者會加重腎臟的負擔，後者令體內的鹽分進一步丟失，導致電解質紊亂，也會影響機體的運動能力。因此，運動完後最好等10分鐘後再喝水比較好。

2 申時勿憋尿，身體好排毒

申時排尿，排出毒素

申時是指下午15時~17時，這時人體有一個重要的任務就是新陳代謝，此時是身體的一個代謝高峰，因爲這個時候膀胱經值班，膀胱的生理功能爲儲藏水液和津液，也就是膀胱是人體日常主要廢物排泄的通道。

所以，在這個時候，最適宜多喝水，是一天最主要的喝水時間，多喝水能夠促進排尿，有利於廢物的排泄，以免造成毒素在體內的堆積。而且膀胱經最旺的時候，是不能憋尿的，要有意識地促進尿液的排泄。有尿意時及時排尿，這是很自然的事情，然而，有時候由於工作或其他原因，人們常常刻意憋尿，憋尿表面看似是一件小事情，但是如果這個壞習慣已經保持了很長時間，則會對身體產生諸多不利的影響。

憋尿時，膀胱會脹大，膀胱壁血管被壓迫，膀胱黏膜缺血，在抵抗力弱時，細菌就會趁虛而入，發生急性膀胱炎，尿路感染，出現頻尿、解尿困難、尿灼熱、血尿、餘尿感、下腹不適，或是疼痛等不良症狀。

司機就是膀胱炎、尿路感染的高發人群，這與他們的生活習慣有很大的關係，司機朋友大部分時間都是在車上度過的，很多司機都反映說：每次當班的時候，都不敢多喝水，因爲載客的時候，上廁所是個很麻煩的事情，即便是有尿意，也常常一忍再忍。久而久之，就把憋尿當成了一種習慣，膀胱炎、尿路感染來襲也就不足爲怪了。

有點中醫知識的人都知道，膀胱與腎相表裡，主一身水氣之通調，如果膀胱受到損害，常常就會牽連到腎臟。如果經常強制不去小便，不僅會過度擠壓膀胱，而且由於尿液中存在大量毒素，無法及時排除體外，毒素積壓就會損害腎臟，這樣不僅會導致尿失禁，還會導致尿毒症。

當然，這是一種比較嚴重的情況，不過，任何嚴重的疾病都不是一朝一夕患上的，都與我們平常不良的生活習慣有關，是壞習慣一點一滴積累的結果。

對於老年人來說，憋尿是更加危險的行爲，老年人多患有高血壓、冠心病等心腦血管疾病，憋尿可引起生理和心理上的緊張，會使血壓增高，出現心絞痛、心律失常等，這無異於火上澆油，常會造成危險的後果。

有句成語是——「勿以惡小而爲之，勿以善小而不爲。」這句話同樣適用於養生，不要因爲看似只是一個很小的壞習慣，就放任它，殊不知，它也有可能會釀成大患。當然，我們也不能因爲養成一個好習慣，看起來無關緊要而對它抱持無所謂的態度。

正確排尿，疾病少

有尿意時排尿是人類的一種正常生理需要，無論是嬰兒，還是成人，只要是一個健康的人，這一點都可以做得到。但從防病、健身防病角度來看，懂得正確排尿的人卻少之又少。尤其對於男性朋友來說，正確排尿更加重要，因爲它可以減少罹患膀胱癌、前列腺癌、直腸癌、慢性前列腺炎等多種疾病的機率。那麼，這一節我們就來說說如何養成正確的排尿習慣吧！

首先，我們來說說排尿的次數。也許你覺得這是個很可笑的問題，因爲一個人一天排多少次尿，完全順其自然，沒有具體的規定。當然，何時排尿、多久排一次並沒有一定的規則。

通常就是感到有尿意了，即感覺膀胱充盈了就去上廁所。不過，現在有種說法是這樣的：如你不想成爲膀胱癌患者的話，你就需要每小時排尿一次，不管是否有尿意。因爲發生膀胱患癌的可能性與尿液在膀胱中停留時間成正比。尿液中含有一種可致癌的化學物質，這種物質可侵害膀胱的肌肉纖維，破壞其細胞，從而促發其癌變。所以，不管有無尿意，人們都應增加排尿的次數，最科學的做法是每小時排一次尿。

其次，說一下關於排尿的姿勢，這主要針對男性而言。如果男性也能像女性那樣改爲下蹲式排尿，就可以大大減少男性患直腸癌、膀胱癌，和前列腺癌的機率。因爲蹲位排尿會引起一系列肌肉運動以及相關反射，加速腸內廢物清除，縮短糞便在腸道內的滯留時間，減少硫化氫、吲哚、糞臭素等致癌物的吸收，這也就保護了腸黏膜少受致癌物的毒害。據說，印度男子之所以患腸癌的發病率很低，這與他們採取蹲位排尿的姿勢，有很大的關係。

第三，每次排尿要儘量排盡尿液，男性尿道較長，很容易出現排尿排不乾淨的情況，從而誘發尿路感染，將成爲患病的一大禍根。如何才能將殘餘的尿液排盡呢？有這樣幾點小技巧可以幫助你：

（1）小便後，可用手指在陰囊與肛門之間的會陰部位擠壓一下。如此不但可排出殘餘的尿液，並且對患有前列腺炎的人很有好處。

（2）可經常做提肛動作，可增強會陰部肌肉和尿道肌肉的收縮力，進而促使殘餘的尿液儘快排出。

此外，還有非常重要的一點，排尿後別立即坐下，這與男性特殊的生理結構有關，男性在排尿後，尿道的內外括約肌會閉合，使前列腺部尿道形成一個閉合的腔。排尿後馬上坐下，會加大這個閉合腔內的壓力，造成殘留尿液反流（逆流），引發前列腺炎。因此，男性在小便後應先站立3～5分鐘，然後再坐下。

望聞小便，知健康

尿是我們身體大循環裡的「清道夫」，負責排泄多餘的鹽分和廢物。當清道夫的「臉色」發生變化時，是否就意味著健康出現了問題？若是不疼不癢的，有誰會刻意留心小便的顏色和氣味呢？但是，小便的顏色和氣味確實是身體健康最直觀、最重要的警告標誌。比如，腎病患者經常會做尿常規檢查，其中蛋白尿、血尿的指標，常是判斷腎臟病病情嚴重程度的重要指標。

所以，懂得一些尿液的鑒別小常識，還是十分有必要的。當然，我們只能從外在的表現來大致判斷自身的健康情況，並不能像醫學檢查那樣精確，可對於普通大眾來說，望聞就是最主要的方法。

•尿的顏色

尿的成分是95％的水加5％的代謝物，一些疾病常可從尿液的顏色上體現出來，在正常的情形下，尿液會保持一定的濃度，尿液顏色也較爲固定。正常尿液的顏色會因飲水、出汗及活動量不同，而呈現深淺變化不等，一般從淡黃色到深琥珀色。

透明帶淺檸檬色：這是健康色，尿液的顏色越清越好，要想讓尿液變清就需要多喝水，若是一天堅持喝8杯水，你的尿液應該就會呈現健康的顏色。

蒲公英黃：這種情況多出現在早晨，在腎臟裡積存了整個晚上的尿液，通常都是此一顏色。因爲腎臟在夜間產生尿液較少，可這些尿液仍然要承擔排除體內毒素的任務。另外，加之一夜的睡眠令人體處於相對脫水狀態，因此，清晨的尿液顏色較深，氣味也就比較重。這些都屬於正常，不需要太過擔心。

寶石紅：出現這種情況可能與飲食有關，一些帶有天然色素的蔬菜水果，如：山莓、甜菜根、和胡蘿蔔，都會令尿液呈現紅色。尿液變紅的現象只是暫時的，只要多喝幾杯開水，情況就會慢慢還原。

橙黃：服用過量的維生素B群會造成尿樣呈橙黃色，減少維生素劑量後尿液就會轉清。若是你習慣服用維生素B群，那麼，每天的服用量最好不要超過1片。

黃色中帶有紅色：若不是處於月經期，而尿液中帶有紅色，則很有可能是尿路感染的症狀。若是尿的顏色不但變紅，而且還伴有很重的氣味，或小便時感到疼痛，那肯定是感染了細菌。此外，較常見的情況可能是膀胱炎，需要馬上去醫院接受檢查治療。

●聞尿的氣味

正常尿液的氣味來自尿內的揮發酸，當尿液排出體外放置後，因尿素分解可出現氨臭味。但是某些情況，尿液呈現的氣味就屬於不正常現象，往往是某種疾病症狀。

惡臭味：若有惡臭味，90％的可能是受到細菌感染的信號，應引起注意，若連續幾天就要儘快去看醫生。

甜水果味：如果尿液散發出甜水果的氣味，可不要以為是吃了太多水果、沙拉的原因。尿液中發出這樣的氣味也很可能是受到細菌的感染。當人體在盡力排除葡萄糖時，血液中有一種叫做酮的酸性物質就會釋放出這種味道。

燃燒硫磺的氣味：硫磺的氣味可能是因爲你吃了太多蘆筍，蘆筍中帶硫磺的氨基酸致使尿液產生這種味道。不過，隨著蘆筍的完全消化，這種味道也會逐漸消失。若是硫磺氣味持續兩天以上，那就有必要去醫院做尿液檢查了。

焦糖味：如果尿液中有很濃重的焦糖味，那麼就需要懷疑自己是不是患了「槭糖尿病」。槭糖尿病是一種遺傳病，情況非常少。「槭糖尿病」患者的身體通常不能正常地代謝蛋白質，因此，尿液裡才會有焦糖的味道。

健康小常識

炎炎的夏季，醫院常常有尿石症的新、老患者悄悄增多的現象。那麼，夏季為什麼容易患尿石症？又該怎樣防治呢？

高溫天氣令人體水分過多蒸發。當出汗增多而飲水不足時，人體內就會出現輕度的脫水，於是尿液濃縮，可造成尿中形成結石成分的濃度增高，再加之尿液減少，尿流阻滯，就促使尿鹽沉積，從而幫助結石的形成。

那如何防止結石呢？簡單而又重要的措施就是儘量多飲水，可防治尿石。多飲水能夠補足人體所需水分，從而可以降低結石成分在尿液中的濃度，並且防止結石促進物的聚合。

飲水不僅有利於防止尿石的發生，並且即便有了尿石，無論是何種類型，增加水的攝入以稀釋尿液，也能夠延緩結石生長速度，防止碎石或取石後的復發，促進結石排除。

另外，水的品質會對結石的發病可能產生一定的影響。如今的研究結果顯示，水的硬度增加，各種礦物質越多，越容易結合成不溶性物質，從而減少礦物質在腸道的吸收。此外，水中含鎂等微量元素，都是良好的結石抑制物。

酉時

日入，又名日落、日沉、傍晚。意為太陽落山的時候。下午五時至晚上七時。

1 酉時養生，養腎爲先

護住「生命之精」，才能延年益壽

酉時是下午17時～19時，這個時辰是腎經值班的時候。在中醫理論裡，腎擁有著非常重要的地位，它在五臟中居於首位，那麼，它到底具有什麼樣的功能呢？

按照我國中醫的理論，人有三寶：精、氣、神，而精是物質基礎，是精華，也就是支持人體生命活動的最基本的物質。腎主藏精，腎藏精有下面兩種——

第一，先天之精，來源於父母，與生俱來。

第二，後天之精，來自於水穀精微，由脾胃化生，繼而輸送至五臟六腑，成爲臟腑之精。

腎也主收斂貯藏，所以人體需要把最精華的東西，都藏在腎那兒，藏在那做何用呢？人生最關鍵的時候就需要它。如人體在受到傷害的時候，在最危難的時候，就都需要動用到腎精。

腎精可化生爲腎氣，中醫理論，腎氣衰弱，老之將至；腎氣衰竭，死之將至。腎氣決定著人體的生命。所以說，人的壽命長短，關鍵在於人體先天腎氣的多少，及後天對腎精、腎水的養護。

所以說，腎是先天之本，保護好腎，才能延年益壽，然而，現實生活中，由於人們過度勞累、房事過頻等諸多原因，導致腎虛的情況時有發生。

中醫認爲，只要是腎的精、氣、陰、陽虛衰不足，就可稱爲腎虛。中醫所指的腎虛的種類有很多，其中最爲常見的是腎陰虛，腎陽虛。

腎陰虛主要表現爲眩暈耳鳴，腰膝酸軟，男子陽強易舉、遺精，而婦女經少、經閉，或是見崩漏，形體削瘦，潮熱盜汗，咽乾顴紅，舌紅少津，溲黃便乾等。

氣虛嚴重，全身機體功能低下，伴有寒氣，屬於腎陽虛，主要表現爲腰膝酸軟疼痛，畏寒肢冷，尤其是下肢，精神疲憊、頭眩暈、面色晄白或黑中帶黃等。

在本節的開頭，我們講到腎的生理功能，其重要作用不言而喻，腎虛的危害是多方面的，它可以引起諸多疾病，最常見的有感冒、哮喘、泌尿系感染、小兒智力發育遲緩、男女不孕不育等。

我們知道，酉時是腎經當令的時刻，這個時間段注意養腎，往往能起到事半功倍的效果。酉時養腎要著眼於藏精，腎爲先天之本，腎藏生殖之精、五臟六腑之精，主生長，發育，生殖，是全身陰陽之根本。在酉時，腎進入儲藏精華階段，因爲在這時是一天工作需要稍微休息的時候，所以不宜過於勞累，否則會傷氣傷血。

腎好，女人更美

說到腎虛，男人常感到顏面掃地，而女人則常常暗暗竊喜，認爲腎虛與自己無關，一副事不關己高高掛起的樣子。其實，這是一種認識上的誤區，腎虛並非只是男人的專利，受腎虛困擾的女性也不在少數，尤其是許多白領女性。

中醫認爲，腎是先天之本，主骨、主髓，其華在髮，是做強之官，非常重要，若腎虛會嚴重影響人體健康。那麼，如何知道自己是不是腎虛了呢？女性腎虛常呈現以下幾個信號，出現以下信號，就要引起注意。

●眼部浮腫

清晨起床時，眼睛乾澀，或許你會認爲是肯定是前一天在電腦前工作太久的原因。

先別急著下結論，再仔細觀察一下，你的下眼瞼是不是浮腫得很厲害？

要當心，這可能是腎虛發出的信號。因爲腎負責「調水道」，若腎臟不能夠借助尿液的生成及時將身體內的毒素排除，那麼，功能正在減退中。要想徹底消除這個症狀，關鍵是養腎，把腎養好了，才可以利水消腫。

●脫髮

也許你曾擁有一頭人見人愛的烏黑長髮，可是，最近它卻漸漸乾枯稀疏，失去光澤？即使用最好的洗髮護髮用品，一星期一次的專業護理，也無法挽救你的秀髮。那麼，這時你就需要考慮一下自己的問題：是不是同腎功能減退有關係，正所謂——「腎，其華在髮」。

●更年期提前來到

也許你才30多歲，可潮紅、盜汗、月經週期延後，情緒波動……這些更年期症狀都悄悄地找上了你。

那麼，就該請中醫看一看，你是不是有腎虛的問題。中醫認爲腎主發育、生殖，腎虛的本質就是衰弱，會加快人衰弱老化的步伐，你就過早地步入更年期。

●四肢無力、發福

也許最近你食量並沒有增大，生活也一切照舊，然而體重卻在不停上升。即便你每天堅持運動，效果也不盡如人意。

這時，很少人會把肥胖和腎虛聯繫到一起。然而，事實卻是，你發胖的罪魁禍首之一就是腎虛。渾身沒什麼勁兒，四肢無力，也可能與腎虛相關，因爲腎乃是——「做強之官」。

●口乾唇燥

中醫認爲腎爲水之本，腎虛會導致體內水份分布不平衡，因此，腎虛的女性常會出現口乾唇燥，同時常伴有血糖升高等症狀。如果出現這種情況，應注意查血糖。

●性欲減退

剛剛三十出頭的年紀，本來應該是「如狼似虎」之齡，可你卻「無色無欲」。這時，你要考慮，腎虛可能就是罪魁。因爲中醫認爲，腎主發育和生殖，腎虛自然就會影響你的性欲。

●怕冷

辦公室裡溫度，別人覺得挺合適的，可總讓你直打哆嗦；經常你穿的衣服總是比別人多；平時一受涼就拉肚子，而且總覺得手腳冰涼……中醫認爲，這些現象都是腎陽虛造成的，腎陽虛會使人容易感覺寒冷。

在上一節，我們已經介紹過，腎虛主要分爲腎陰虛和腎陽虛，而多數女性爲腎陽虛，在飲食上，可以適當多吃些枸杞、核桃、山藥等，還可以多吃一些黑色的食物，比如：黑芝麻、黑米、黑豆、黑木耳等，因爲黑色的食物入腎。

健康小常識

一直以來，人們都錯誤地認為，腎虛是男人的專利，而忽視了女性對腎臟的保健，其實，作為人身體臟器之一的腎，對於女性而言，有著更為重要的意義。

中醫認為，腎為先天之本，腎主持著人體諸多極為重要的功能。女性的一些特有的生理現象更是離不開腎功能的發揮，比如月經、妊娠、分娩、哺乳等都與腎密切相關。

女子以血為本，以氣為用，氣血是月經、孕育、乳汁的物質基礎，而腎藏精，精化血，化氣，是經、孕、產、乳的先決條件，只有腎氣旺盛，經、孕、產、乳功能才能正常。

對於女性而言，腎虛給人體帶來的最大危害莫過於影響生育能力。中醫認為腎藏精，主生殖，女性生殖系統是在精氣的呵護下逐漸發育成熟的，腎精不足，就會影響生殖能力。因此，女性尤其要注意腎臟保健，不要把它當成事不關己的事情，改變這個錯誤的觀念，是促進腎臟健康的基礎。

2 酉時進補，強腎健體

每天吃豆三錢，何需服藥連年

酉時是腎經當令的時刻，這個時候補腎會起到事半功倍的效果，那麼這個時候該補什麼呢？根據中醫理論，豆乃腎之穀，含有較多的優質蛋白和不飽和脂肪酸，礦物質和維生素含量也高於其他食物。

民間自古就有——「每天吃豆三錢，何需服藥連年」的諺語，並且傳統飲食也講究「五穀宜爲養，失豆則不良」，所以，酉時補腎吃豆最好。豆子種類眾多，營養成分和食療作用都各不相同，其中補腎效果最好的應爲黑豆。

黑豆，又名烏豆、黑豆，味甘性平。《本草綱目》說：「豆有五色，各治五臟，惟黑豆屬水性寒，可以入腎。治水、消脹、下氣、治風熱而活血解毒，常食用黑豆，可百病不生。」尤其適合腎虛者食用。

黑豆還有「烏髮娘子」的美稱，黑豆製成的豆漿、豆腐等豆製品，也是腎虛所致的鬚髮早白、脫髮患者的食療佳品。

除了黑豆外，豇豆的補腎效果也是不錯的，豇豆也就是我們所說的長豆角，其性平，味甘，其功有二，一是健脾，二是補腎，凡腎虛遺精者宜食之。明‧李時珍在《本草綱目》中說：「豇豆理中益氣，補腎健胃，和五臟，生精髓。」現代《四川中藥志》中亦載：「豇豆滋陰補腎，健脾胃，治腎虛遺精。」

我們熟悉的豆類食物還包括紅豆、綠豆、豌豆、蠶豆、刀豆等等，適當食用這些食物都有利於腎臟健康。那麼，如何才能方便快捷地吃些營養的豆類呢？其烹調方式也是多種多樣的，不同的烹調方式，享受的美味也是不同的。

我們最常食用的就是黃豆製品，將大豆加工成豆腐、豆腐皮、豆腐乾等豆製品後，鈣含量明顯增加，做成菜，味道也不錯。如果家裡有豆漿機的話，自己動手做豆漿，既營養又衛生。

還有綠豆、紅豆，可緩解因頻繁吃火鍋導致的牙齦腫痛、咽乾、咽痛、便秘等「上火」的症狀。若用綠豆或紅豆煮湯喝，可起到輔助「滅火」的作用。夏天，暑氣襲人，熬點綠豆湯可以清熱解暑。

若將綠豆做成綠豆沙，除了可以攝入更多的維生素A、B、C，還可讓你獲得更多的膳食纖維，而且綠豆沙製作起來也很是方便。先將綠豆洗淨，加入適量的水，用豆漿機煮10來分鐘就可以了。也可以依舊個人口味添加適量的糖，做成營養美味的甜點。

至於紅豆，我們可以與大米搭配，熬成粥，經常喝點紅豆粥，養心生津，特別適合更年期女性。如將紅豆與鯉魚或鯽魚一同熬成湯，可以健脾補水。

總之，無論是從補腎的角度來說，還是從身體自身所需要的營養來看，豆類都是人們日常生活中不可或缺的一種營養食物。豆類所含蛋白質含量高、品質好，其營養價值接近於動物性蛋白質，是最好的植物蛋白。有很多營養學家都呼籲，用豆類食品代替一定量的肉類等動物性食品，是解決城市中人營養不良和營養過剩雙重負擔的最好方法。

食「豆」雖好，但你未必適合

在上一節我們講到，酉時適合吃一點豆，有助於補養腎臟，關於豆類對於健康的重要性也做了詳細的介紹，豆製品營養豐富，色香味俱全，不過，這並非人人適合，食用不當，也會給健康帶來一定的危害。

關於不適宜食用豆製品的人群，人們自然而然就會想到腎病患者，好多患者以爲「腎病患者不宜吃豆類」，甚至抵制豆製品。醫生也強調腎功能下降到一定程度，就應控制蛋白的進食量，盡可能地選擇優質蛋白，如動物肉類、牛奶、雞蛋等，而不選用黃豆、花生等植物蛋白。於是人們便認爲，腎病患者不應該吃豆類食品。

那麼，這種認識正確嗎？其實，黃豆中富含支鏈氨基酸，對腎臟病並無害處。腎病患者的飲食應控制蛋白質的總量攝入，且動物蛋白與植物蛋白食品應搭配食用。豆類食品的攝入應作爲蛋白質攝入總量的一部分。

不過，不同的腎病患者對於豆類食品的攝入量要求是不同的，腎病綜合症患者每天蛋白質攝入量最好在40～50克左右；腎功能不全者、尿毒症患者和腎功能衰竭者，每天植物蛋白和動物蛋白攝入總量不超過40克。若已是終末期腎病患者，則更應嚴格限制。

由此看來，腎病患者並非不能食用豆類食品，只不過是要有所限制，而且適量食用豆製品，也對緩解病情有一定幫助，最好能夠在醫生的指導下食用。

除了腎病外，可能大家對哪些人群不適宜食用豆製品並不是很了解，下面就來詳細地說一下，主要有以下幾大類人群——

●消化性潰瘍

嚴重消化性潰瘍患者不宜食用蠶豆、黃豆、豆腐、豆腐乾等豆製品，因爲它們的嘌呤含量太高，會促進胃液分泌。而且整粒豆中的膳食纖維還會對胃黏膜形成損傷。

另外，豆類所含的低聚糖，如：水蘇糖和棉子糖，儘管不能被消化酶分解而消化吸收，但可被腸道細菌發酵，能分解產生一些小分子的氣體，引起腹脹、嗝氣、腸鳴、腹痛等不良症狀。

● 痛風

痛風以高尿酸血症為主要特徵，高蛋白、高脂肪膳食易引發痛風。食物蛋白質多與核酸結合成核蛋白，其中核酸分解成嘌呤，繼而分解為尿酸。所以，在急性期要禁用含嘌呤多的食物，其中包含乾豆類及豆製品，即便在緩解期也要適度食用。

● 苯丙酮酸尿症

這是兒童常見的一種先天性代謝缺陷病。對這種病的治療方法主要是依靠食用特製的低苯丙氨酸食品，來控制血液中苯丙氨酸的濃度，同時要注意禁食或少用富含蛋白質的豆製品和動物性食品等。

● 半乳糖及乳糖不耐受症

這類疾病是由於體內缺乏與半乳糖和乳糖分解、代謝有關的酶，因此在飲食上應忌食含乳糖的食物。而豆類食品中的水蘇糖與棉子糖在腸道分解後，會產生一部分半乳糖，所以，患病嚴重者應禁用豆製品，避免加重病情。

此外，傷寒病、急性胰腺炎、糖尿病患者，也應該限制豆類食品的攝入。總之，人們應根據自身健康狀況，來考慮是否該吃豆製品；不可認為豆製品營養豐富，便毫無顧及的隨意食用，那樣往往起不到預想的效果，甚至還會適得其反。

健康小常識

雖然說：「五穀宜為養，失豆則不良」，但是由於豆子種類眾多，營養成分和食療作用都各不相同，所以，並不是每一種豆類都適合任何人食用，吃豆也要考慮自身的健康狀況，這才能稱得上是健康吃豆。

大豆：炒豆、油炒豆雖然味道香美，但其性溫燥，難以消化，多食之後可引起食積、腹脹、口燥、便秘，因此脾胃衰弱者不宜多吃。

黑豆：炒食易傷脾，衰弱之人不宜食用。黑豆質地較硬，不易消化，消化不良的人應少食或不食。另外，食用時，切忌不經細細咀嚼就整粒吞食。

紅豆：紅豆，性味甘酸，通利水道，多食令人瘦削，故體瘦、尿多者不宜食用。

綠豆：凡脾胃衰弱之人不宜過多食用。熬綠豆湯時不宜使用明礬，否則會失去綠豆湯原有的清香，而且使部分營養物質也會受到損失。

豌豆：多食令人腹脹，脾胃弱者慎用。

豇豆：氣滯便秘者不宜多食。

刀豆：食用時要煮熟炒透，不宜生食，熱症患者應慎食。

蠶豆：性滯，多食令人腹脹，脾胃衰弱者不宜多吃，少數人食用蠶豆有也許引起「蠶豆黃病」，其症狀為精神疲乏、頭暈、噁心、畏寒發燒、滿身酸痛、精神委靡等，應引起注意。

3 酉時多吃黑，強腎經

五色入五臟，黑色食物養好腎

關於飲食養生，中醫講究「五色入五臟」，五色是指青赤黃白黑，分別對應的五臟爲肝心脾肺腎。也就是說，不同顏色的食物所滋補的五臟不同。也許，在平常的飲食中，你很少關注食物顏色與五臟之間的關係，更不會留意最不惹眼的黑色食品。

其實，最不惹眼的黑色食品乃是食中之王，黑色入腎，即黑芝麻、黑豆、海帶等黑色食物，對滋補腎臟，強身健體有著重要的作用，特別是罹患腎病的患者，更應該適當增加一些黑色食物的攝入。

●黑豆

在介紹食豆補腎這一節中，我們首先就講到了黑豆，味甘性平，入脾經、腎經。《本草綱目》中說：「黑豆入腎功多，故能治水、消脹、下氣、制風熱而活血解毒。」所以說，黑豆是養陰補氣、強壯滋補的食品。

黑豆的吃法有很多，比如把黑豆磨成豆漿飲用。由於黑豆不好消化，一次性不宜吃太多，最好將黑豆和其他的食物搭配食用，如用黑豆燜豬蹄，或黑豆雞爪湯等。

因腎虛導致頭髮稀疏、髮白的人，還可以食用鹽水煮黑豆，即把黑豆加入鹽水煮熟，當作零食，就可很好地補腎養髮。

還有醋泡黑豆，可以幫助抑制視力下降，對治療慢性疲勞、肩膀酸痛、高膽固醇、高血壓等很有效，而這些疾病都是辦公族們最容易罹患的，非常適合辦公族食用。

●黑芝麻

有這樣一句諺語是這樣說的——「早晚嚼把黑芝麻，活到百歲無白髮。」芝麻富含油酸、棕櫚酸、維生素E、葉酸、蛋白質、鈣等多種營養物質。中醫學認爲，黑芝麻具有益肝、補腎、養血、潤燥、烏髮、美容等作用。

黑芝麻可以配合各種點心、菜餚做成各種美食，也可以炒熟後碾碎放鹽，放在早餐的粥裡，也是好吃又營養。

若能常吃一些炒熟的黑芝麻就可推遲和控制眼睛昏花，具體吃法是：把黑芝麻炒熟後研成粉，早晨起床和晚上睡覺前半小時各吃一湯匙，各約20克。

如果把黑芝麻和核桃一起食用，可用來治療神經衰弱、失眠、健忘、多夢等症狀。具體吃法是核桃配以黑芝麻，搗成糊狀，每天睡前服用15克，效果非常明顯。

我們平時吃芝麻的時候，常連皮一起食用，這很不容易消化，不如壓碎後再食用，不僅有股迷人的香氣，更有助於人體吸收。

●黑米

從漢代至清末，黑米都被稱爲「貢米」，在大米家族中身價最高。黑米具有健脾暖肝、滋陰補腎、明目活血的功效。它含18種氨基酸及硒、鐵、鋅等微量元素B1、B2，其營養價值極高，若長期食用，有利於促進睡眠，還能治療頭昏、目眩、白髮、貧血、眼疾，以及腰腿酸軟等症。

黑米的常見吃法就是熬粥，用黑米熬粥必須熬煮至爛熟方可食用。因爲黑米外部是一層較堅韌的種皮，如不煮爛很難被胃酸和消化酶分解消化，易引起消化不良與急性腸胃炎。因此，消化不良的人不要吃未煮爛的黑米，病後消化能力弱的人也暫時不宜。

如果用黑米、黑豆、黑芝麻，以及核桃做原料來熬粥，營養價值非常高，常食能烏髮潤膚美容，補腦益智，還能補血。適合鬚髮早白、頭昏目眩，及貧血患者食用。

除了以上介紹的三種食物外，常食用的黑色食物還有黑木耳、紫米、紫菜等，都是非常不錯的食物，應適當食用。

黑色水果，美麗的祕訣

水盈盈的肌膚，桃花般的臉龐，炯炯有神的雙眸，如絲般的秀髮……這是所有女人追求的目標。然而，在平常我們看到更多的是憔悴的臉上爬滿細紋，枯澀發黃的頭髮，游泳圈一樣的粗腰……這對女人來說，無疑是場噩夢。你期待夢醒時分嗎？夢醒時分的方向就是從腎做起，養好腎，因爲腎爲先天之本，腎有多好，女人就有多美。

古語有言：「男怕傷肝，女怕傷腎。」腎臟具有生髓化血的作用，能促進血液生成，而肌膚只有在血液的滋潤下，才能變得紅潤，有光澤。否則，就會出現臉色蒼白，皮膚枯槁等容顏問題，令妙齡女子的美貌如桃花般凋謝。所以，要想擁有美麗，一定要注意養腎。

關於食補養腎，我們講過多吃豆和黑色食物有助於補腎，這一節我們再繼續說一說黑色食物，這裡所說的黑色食物指的是黑色水果。黑色水果在五行中屬水，水主黑色，所以黑色水果入腎。

在水果家族中，黑色水果非常不起眼，很難引起人們的注意。可能是因爲人們吃水果的時候都喜歡挑選有漂亮外表的，黃亮的香蕉，鮮豔的草莓、櫻桃比起那些黑不溜秋的東西，要漂亮得多。

其實，別看黑色水果外表不怎麼樣，它的「內涵」還是滿豐富的。它含有豐富的色素類物質，如葉綠素、花青素等等，這類物質具有很強的抗氧化性，是女性年輕美麗的保障。它富含維生素、硒、鐵、鈣、鋅等物質，與淺色水果相比，黑色水果還含有更加豐富的維生素C，具有防癌、抗癌、抗氧化、抗衰老等功效。

●桑葚

桑葚具有增強免疫、促進造血紅細胞生長、防止骨胳關節及人體動脈硬化、促進新陳代謝等功效。桑葚味道酸美、多汁，可品性微寒，所以，女性在經期時要少吃，以防寒氣過大，肚子疼痛。桑葚除了可生食外，還可做成桑葚布丁、桑葚果醬、桑葚蛋糕、桑葚水果沙拉等食用。

●烏梅

現代藥理學研究認爲——「血液鹼性者長壽」，而烏梅是鹼性水果，因爲它含有大量有機酸，經腸壁吸收後將很快轉變成鹼性物質。因此，烏梅是當之無愧的優秀抗衰老食品。另外，烏梅所含的有機酸還可殺死侵入胃腸道中的黴菌等病原菌。

在夏季，可以自製桂花烏梅汁，方便又營養。將一小把烏梅加入水中，以小火煮40分鐘後，再加入桂花、白糖，等放涼後，便成爲桂花烏梅汁。在煩躁時可多喝，還可生津去火。

●黑葡萄

宋代醫書《備用本草》中有記載葡萄的作用爲——「主筋骨，溫脾益氣，倍力強志，令人肥健，耐饑忍風寒，久食輕身，不老延年，可作酒，逐水利小便。」

另外，常食黑葡萄，對神經衰弱、疲勞過度大有益處。若將黑葡萄製成葡萄乾後，糖和鐵的含量更高，是兒童、婦女及體弱貧血者的滋補佳品。

●黑李子

中醫認爲黑李子能「清肝除熱，活血生精」。食用黑李子除了生吃之外，還可以將它做成各種水果拼盤、甜點、果醬等，方便好吃。如果經常在飯後少量地吃一些黑李子，可以悄悄地治癒一直令你心煩的頭皮瘙癢、脫髮、多屑等問題。

●覆盆子

覆盆子味道酸甜可口，益氣補腎，是男女皆益的佳品。《名醫別錄》中說它「強陰壯陽，悅澤肌膚，安和五臟，溫和益氣，療勞損氣虛，補肝明目。」可將其做成果醬或布丁，很是方便。

吃水果的時候，人們很容易犯的一個錯誤就是去掉果皮。吃水果有這樣一個規律：顏色越深，營養價值越高。即便是同一品種或同一水果的不同部位，由於顏色不同，維生素、色素，以及其他營養物質含量也不同。

因而，黑色水果的黑色表皮中含有更多營養成分，食用時，若將水果完全清洗乾淨後連皮一起吃，營養更爲豐富。

健康小常識

蔬菜的顏色大致可分為紅色、黃色、綠色、白色、黑色等。由於顏色不同，所含的營養保健物質也大不相同，所以最好根據自己的體質「看色吃菜」。

「紅色食品」，看起來就令人振奮，具有補鐵作用。體質較弱且易受感冒病毒侵入的人，可吃一些紅色蔬菜，它可保護人體上皮組織如呼吸道黏膜，增強人體抗禦感冒的能力。此類代表蔬菜有：胡蘿蔔、番茄、莧菜、紅薯、洋蔥、南瓜、紅辣椒等。

「黃色果蔬」中含豐富的維生素C，還含有維生素A和維生素D。如胡蘿蔔、黃豆、花生等。維生素A可保護胃腸黏膜，防止胃炎、胃潰瘍等疾患發生；而維生素D可促進鈣、磷兩種礦物元素吸收，可預防青少年近視、兒童佝僂病、中老年骨質疏鬆症等常見病。

「綠色食品」是腸胃的天然「清道夫」。綠色蔬果中含有豐富的葉酸，孕婦可多吃，同時大量葉酸還具有保護心臟的功效。

「白色食品」是蛋白質和鈣質的豐富源泉。此類蔬菜代表有：竹筍、冬瓜、花椰菜、萵筍等，常吃對調節視覺與安定情緒有一定的作用，且對於高血壓、心臟病患者益處也頗多。

「黑色食物」已在本節中介紹過了，是益脾補肝養腎的食品。

4 酉時保健，搓耳保健

酉時健腦，消除疲勞

酉時，養腎時。《素問・陰陽應象大論》中說：「腎主骨髓。」腎藏精，精生髓。髓分為骨髓、脊髓、腦髓，都由腎精化生而來。腎精的盛衰，不但可影響骨骼發育，同時也會影響脊髓以及腦髓的充盈。

腦是人體內的元陽（神）之府，是人體精髓和神明高度凝聚的地方，人的視、聽、嗅、感覺，以及思維記憶等功能都源於腦。而且這些功能又都在腦髓的充實下才能發揮，也就是說，腎功能強弱關係著大腦的健康，所以，我們在酉時養腎的同時，健腦也是非常必要的。

酉時是人們結束一天工作，好好享受生活的時候，忙碌了一天，大腦不免有些疲憊，有些人面對了一天的電腦，到了這個時候，常感到頭痛、目眩，所以，此時不妨做做健腦操，以消除疲勞，愉快地享受傍晚的快樂時光。

● 按摩健腦

雙手十指從前髮際到後髮際，做「梳頭」動作10次；雙手拇指按在兩側太陽穴，其餘四指頂住頭頂，從上而下，從下而上做直線按摩10次；最後，兩拇指在太陽穴，用較強力量做旋轉按動，先順時針轉，後逆時針轉，各10次。

●浴腦鍛鍊

吃過晚飯，宜到戶外散步或做體操、打太極拳等，使大腦得到充分的氧氣，使大腦得到充分的放鬆和休息，對緩解頭痛的症狀有較好的效果。

●健腦保健操

【站式】

（1）雙腳分立，與肩同寬。左肩上聳下落10次，然後左臂在體側從前往後、再從後往前各旋轉10次。

（2）左臂彎曲，左右輕輕地抖動後向前、向後各甩動一百次。

（3）左手握拳，在胸前向前屈伸10次。

（4）右手握住左腕，左手拇指和手腕正轉、反轉分別10次。

【坐式】

（1）用左手拇指點按左手食指指尖2次，中指1次，無名指3次，小指4次，然後再反過來，點按無名指3次，中指1次，食指2次，如此反覆16遍。

（2）坐在椅子上。左腳彎曲同時提起，雙手抱住左腳，儘量靠近胸部，然後再放下，如此反覆10次。

（3）用雙手掌心從上而下，輕輕地拍打左腳內側，以及外側各10次。

（4）左腳擱在右腿上，左腳踝部正轉、反轉分別10次。

【臥式】

（1）仰臥於床上，不要枕頭。左臂在體側從前往後、從後往前各旋轉10次。

（2）左腳向左側以及右側斜上方分別高舉10次。

（3）左腳彎曲後伸直，如此反覆10次。

（4）雙手抱住左腳膝蓋，儘量向胸前靠近，然後上半身向上抬起，變爲坐式，如此反覆10次。

除了以上的健腦方法外，腦力勞動比較大的人還可以食用些補腦益智的食用，如常食核桃、黑芝麻、花生、豆製品、玉米、蜂蜜、海藻類、魚蝦、牛奶等有益大腦健康的食品。

耳朵常提，健腎強腰

從表面上來看，人們很難把耳朵與腎臟聯繫在一起，兩者的距離也甚遠，它們之間似乎毫不相關，其實不然，腎臟與耳朵之前有著密切的聯繫。

腎是人體重要的臟器之一，乃先天之本。中醫五行學說認爲，腎主藏精，開竅於耳，而醫治腎臟疾病的穴位有很多在耳部。因此，經常進行雙耳鍛鍊，可起到健腎壯腰、延年益壽的作用。下面就來介紹一下，如何「玩」耳朵可以達到健腎強腰的目的。

● 提拉耳垂法

雙手食指放在耳屏內側後，用食指、拇指提拉耳屏、耳垂，從內向外提拉，手法由輕到重，牽拉力量以不感到疼痛爲宜，每次3～5分鐘。此法可治頭痛、頭昏、耳鳴等疾病。

● 提拉耳尖法

用雙手拇指、食指夾捏耳廓尖端，向上提揪、揉、捏、摩擦20次左右，使局部發熱發紅。此法有鎮靜、止痛、清腦明目、退熱、養腎等功效，還可防治高血壓、失眠、咽喉炎等。

●雙手拉耳法

左手過頭頂向上牽拉右側耳朵數10次，然後右手牽拉左耳數10次。這一鍛鍊還可促進頜下腺、舌下腺的分泌，減輕喉嚨疼痛，治療慢性咽喉炎。

●搓彈雙耳法

雙手分別輕捏雙耳兩垂，再搓摩至發紅發熱。然後用手揪住耳垂往下拉，再放手讓耳垂彈回。每天二～三次，每次20下。此法可促進耳朵的血液循壞，健腎壯腰。

●手摩耳輪法

雙手握空拳，以拇、食兩指沿耳輪上下來回推摩，直至耳輪充血發熱。此法有健腦、強腎、聰耳、眼目之功，還可防止陽痿、尿頻、便秘、腰腿痛、心慌、胸悶、頭昏等病症。

●雙手掩耳法

兩手掌掩兩耳廓，手指托後腦殼，用食指壓中指彈擊20下，可聽到「隆隆」之聲，如擊「天鼓」。這種刺激可活躍腎臟，有健腦、明目、強腎之功效。

●全耳按摩法

雙手掌心摩擦發熱後，向後反覆按壓耳正面10次，再向前反覆按摩背面10次。也可每天早晚洗臉時用熱毛巾擦耳朵、熱敷耳廓。此法可疏通經絡，促進血液循環，對腎臟及全身臟器均有保健作用。

• **提三角窩**

雙手搓熱，以拇指和食指相對，力度適中地掐按外耳「三角窩」部位，以及其下方「腎」的區域，同時一邊按一邊將指力上提，每次20分鐘左右。長期堅持可治療婦女更年期失眠、多夢、耳鳴、耳聾、目糊、視物昏花、心慌、氣短、易疲勞等。

• **旋啓腎門**

雙手掌相互摩擦至發熱。然後再用大拇指、食指夾住耳輪邊，自上而下拉耳根36下，每日3次。每日堅持能耳不聾，髮不白，壯骨強腰，清肝明目。

以上介紹的方法，大家可以從中挑選幾種進行練習，要想取得較好效果，必須持之以恆。

健康小常識

在這一節中，我們講到耳朵與腎臟之間有著密切的關係，不僅如此，我們通過觀察耳朵，還可以了解內臟的健康，對耳朵的觀察主要從顏色、光澤，形態變化等幾個方面進行。

就耳部整體而言，正常人的耳紅潤而有光澤，這是先天腎精充足的表現；如果耳朵乾枯沒有光澤，則說明腎精不足。耳朵顏色不正常的表現主要有下面幾種——

耳朵顏色淡白，多見於風寒感冒；還見於素體陽氣不足的人，這類人多怕冷惡風，手腳冰涼。

耳朵紅腫，多是「上火」的表現，多見於肝膽火旺或濕熱。

耳廓乾枯焦黑，多見於傳染病後期或糖尿病，因為在這個階段，機體陰液已經嚴重耗傷。

耳朵局部呈點狀或者是片狀紅暈、暗紅、暗灰等，多見於胃炎、胃及十二指腸潰瘍等消化系統疾病。

望耳的另一個內容是觀察耳朵形態的變化。耳朵厚大的人，腎氣充足；耳朵薄而小的人，多為腎氣虧虛。

耳朵內流膿，伴有耳部紅腫熱痛，聽力下降的，是中耳炎的表現，中醫認為，這是風熱上擾或肝膽濕熱。

耳朵局部血管過於充盈、擴張，可見到圓圈狀、條段樣等改變，多見於有心肺功能異常的人，如哮喘、冠心病等等。

耳朵局部有結節狀或條索狀隆起、點狀凹陷，而且沒有光澤的人，多見於有慢性器質性疾病，如肝硬化、腫瘤等等。

5 酉時運動，強健腎臟

酉時勤鍛鍊，精氣足

中醫認爲，腎爲先天之本。腎中精氣充足，則體正氣充盛，擁有強大的抗病能力。若腎虛則五臟六腑皆虛，造成體內「火力不足」，寒邪病邪容易入侵人體，導致流感發生。所以，體弱者及中老年人，都應以補腎益精爲主要手段，來防治流感、抵禦病邪以及其他病毒感染。

通過以上的講解，我們知道，酉時正是腎經氣血最旺盛的時間，對腎臟功能減退的中老年人而言，都適宜在此時進行補腎益氣的活動。可能一提到補腎，人們往往都會和腎虛聯繫在一起，而腎虛又總會讓男性朋友聯繫到房事不行。

人們之所以有這樣的認識，與現在「中國男人90%都腎虛」的誇大宣傳是分不開的。其實，腎虛並沒有想像的那樣嚴重，即使有輕度的腎虛，也無需太過緊張，抓住酉時這個有利時機，進行科學的鍛鍊，就能**「改善腎虛的症狀」**。

（1）打太極拳。太極拳是以腰部爲樞紐的一項緩慢運動，非常適合體質虛弱的中

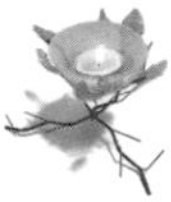

老年人和腎虛的人鍛鍊。

（2）**揉搓腰部**。兩手掌對搓至手心發熱後，分別放至腰部，手掌向皮膚，上下按摩腰部，至有熱感爲止。

（3）**縮肛**。全身放鬆，自然呼吸。在吸氣時縮肛，俗稱提肛，呼氣時放鬆，每晚一次，每次反覆30下。有利於促進盆腔周圍的血液循環，對腎氣不足引起的陽痿、早洩具有療效。

（4）**多運動下肢**。老年人經常活動下肢，如爬樓梯、散步等，能促進血液通暢，防治腎氣衰弱。中醫認爲，下肢主要爲腎所主，多加鍛鍊有助於延年益壽。

（5）**強腎操**。

第一步：兩足平行，與肩同寬。目視鼻端。雙臂自然下垂，雙掌貼於褲縫，手指自然張開。腳跟提起，連續呼吸9次落地。

第二步：再吸氣，慢慢下蹲，雙手背逐漸轉前，掌心對腳踝。手接近地面時，稍用力握成拳（有抓物之意），吸足氣。

第三步：憋氣，身體逐漸起立，雙手下垂，逐漸握緊。呼氣，身體立正，雙臂外擰，拳心向前，兩肘從兩側擠壓軟肋，同時身體和腳跟用力上提，並提肛，呼氣。

經常練習以上運動，對於緩解腎虛症狀，增強腎臟功能都有一定好處。不過，長期不運動的人，或是有腎臟損害的人不宜進行劇烈運動。因爲人在劇烈運動及精神緊張時可反射性地促進抗利尿激素釋放，促進腎小管對水重吸收，使尿液濃縮，造成腎功能損傷。在這種情況下，健康人休息一段時間後腎功能即可恢復正常，但有部分亞健康人群會因此出現急性腎衰竭，則需要通過透析治療才可以完全治癒。

護腎穴位通，保健不求人

腎爲先天之本，大多來自父母的遺傳，若是沒有先天的厚贈，那就特別需要後天的補養了，否則，人過中年，便肯定會每況愈下，衰老態勢無法抵擋。

身體需要運動，經絡就更需要鍛鍊，經絡是修復身體器官損傷的無形觸手和忠實保鏢。補腎需要特別照顧腎經。腎經是人體很重要的經脈，而腎經的三個穴，太溪、復溜、湧泉，個個都是身懷絕技，可重點按摩。

● 太溪穴

太溪穴位於腳內踝後三公分凹陷中，這個穴是一個大補穴，凡是腎虛引起的各種症狀，比如：頭暈、耳鳴、腰酸、脫髮、牙齒鬆動、哮喘，性功能減退，習慣性流產，都可以通過刺激此穴位而收到明顯的效果。

堅持每天按揉左右的太溪穴10分鐘，對於腎虛腰痛，見效很快。用穴位補腎，避免了胃腸吸收這道關，因此不會有虛不受補的情況，並且補得直接迅速。

●復溜穴

「復溜」，從字面上講，就是要讓停留下來的水重新流動起來。當人體內有淤血時，尿液、汗液，和痰濕這些髒東西就會停留在體內。它位於太溪穴直上兩公分處。腎功能失常會造成人體水液代謝失常，而復溜穴專門治療水液代謝失常。復溜穴的功效是利水消腫、補腎滋陰，改善整個腎功能，解除腎功能失常所造成的各種症狀。平時多揉揉復溜穴就可讓血液重新循環起來。

●湧泉穴

自古就有臨睡搓腳心百次，可延年益壽的說法。我國北宋時期的大文學家蘇東坡年逾花甲仍然有著精力旺盛，其原因之一是堅持按摩腳心。

湧泉穴是人體最低的穴位，如果人體是一幢大樓，這個穴位就是排污下水管道的出口，經常按揉它，可以促進排毒，還有滋陰補腎、頤養五臟六腑的作用。

因此，每日臨睡前用溫水泡腳，然後雙手互相擦熱後，用左手心按摩右腳心，右手心按摩左腳心，如此每次一百下以上，以搓熱雙腳爲佳。這個方法有強腎滋陰降火之功效，對中老年人常見的虛熱症效果更佳。下面介紹幾種——**滋陰補腎的搓腳方法**

（1）乾搓。用左手握住左腳背的前部，右手沿著腳心上下進行搓動一百次，用力要適中，不可過於猛烈，搓至腳心發熱爲止。然後，再換另一隻腳。

（2）濕搓。將雙腳浸泡在溫度適中的水盆中，浸泡至雙腳發紅，然後擦乾，再以「乾搓」的方法搓腳。

（3）酒搓。取30克左右的白酒，用手蘸少許白酒，然後再按「乾搓」的方法搓腳。若是在搓腳時將酒搓乾了，可再蘸少許白酒繼續數次。

需要提醒大家的是，湧泉穴比較敏感，不能用太大的力度，稍有感覺即可，以邊按邊揉爲佳，持續5分鐘左右即可。

除了經常按摩以上三個腎經的穴位有助於養腎外，揉按丹田對於強腎固本、延年益壽也有幫助。具體方法爲：兩手搓熱，在腹部丹田處按摩30～50次。丹田是人之眞氣、眞精凝聚之所，爲人體生命之本。常用此法，可增強人體的免疫功能，提高人體的抵抗力溫腎健脾。

生活中，人們只知枸杞、鹿茸，是補腎佳品，哪知太溪、復溜、湧泉才是生命至寶。多關注這三個穴位，把握好這三大寶貝，有助於護腎固體，延年益壽。

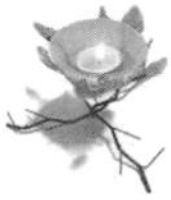

冬季暖腎，告別無精打采

人體每時每刻都在進行新陳代謝，冬季天氣寒冷，由於人體陽氣閉藏後，新陳代謝相應較低，所以，人體要依靠生命的原動力——腎來發揮作用，以保證生命活動適應自然界的變化。

從五行學的角度來講，腎屬水，水的性質就是涼，冬季寒冷，因此就容易著涼，出現腰疼等各種寒涼症狀。從這一點上我們就不難理解爲何冬季腎功能惡化的患者，遠遠高於其他季節，這主要是因爲低溫下血管收縮，血壓竄升，小便量減少，血液凝結力變強，容易讓腎臟出現狀況。

因此，冬季養生很重要的一點爲「養腎防寒」。冬季養腎，首先要做好保暖工作，冬天要早睡、晚起，起床的時間最好在太陽出來以後爲宜。尤其要注意雙腳的保暖，因爲腳離心臟最遠，血液供應少且慢，所以，腳的皮膚溫度最低。而足部受寒勢必會影響到內臟，從而導致腹瀉、月經失調、陽痿、腰腿痛等病症。

經常熱敷、多吃補腎的食物，及時添加衣物，都是冬季養腎的好辦法。一到冬季，就特別容易腰痛的人，不妨試試熱敷的方法來緩解。方法是：用薑搗碎，與熱水混合，形成薑汁，再用毛巾浸泡，放置在腰部，這樣可以起到「寒者熱之」的功效，緩解腰疼。

我國中醫認爲，齒爲腎之餘，保護好牙齒就是保護好腎，若年紀輕輕，牙齒就壞掉了，就有可能說明腎已經虛虧了。溫齒不僅是保護牙齒的一種方法，也有助於養腎。溫齒就是用溫水刷牙和漱口。

熱足也是冬季護腎的一種好方法，熱足就是熱水泡腳。俗話說：「寒從腳下起」，雙足供血不足，熱量較少，保溫力差。因此，每晚應堅持用熱水洗腳泡腳，以促進全身的血液循環，增強防病能力，同時，還可消除疲勞和改善睡眠。如果能夠配合按摩湧泉穴，效果會更好，這在前節內容中已有具體介紹，不再贅述。

冬季暖腎，也不能忽視飲食的作用，可以多食用些膏粱厚味的食物，脂肪含量較高、蛋白含量較高來防止身體虛弱，如可以食用些肉類來增加熱量，羊肉、牛肉、魚肉都是不錯的選擇。但在進食時，要防止過量，以免導致肥胖。

在精神調養方面，冬季應注意精神內守，及時調整不良情緒，心態和緩，以順應天時。可以選擇陽光充足的時候，多曬曬太陽，這是調養情緒的最佳天然療法。

健康小常識

腎中精氣充足，則臟腑的生理機能活躍，人體正氣就充盛，那麼，抗病能力就強大。腎虛則五臟六腑皆虛，造成體內「火力不足」，寒邪病邪侵入人體，從而導致流感發生。所以，體弱者及中老年人，應以補腎益精為主要手段，來抵禦病邪、防治流感，以及其他流行性病毒感染。

中醫認為，酉時正是腎經氣血最旺盛的時間，腎臟功能減退的中老年人，尤其適宜在此時進行補腎益氣的活動。下面給老年朋友介紹一種簡單的補腎活動，此運動無需花費太多的體力，貴在持之以恆。

雙腿彎曲，盤坐於床上，雙手放在左右腰部腎區，也就是脊柱與兩側肋弓的夾角處，按摩36次；兩手搓熱，按摩面部36次，輕揉眼部36次；摩雙腳心湧泉穴36次；再以肚臍為圓心，在腹部逆時針摩腹10分鐘，上推且振按腹20次，推揉腹部5分鐘，最後點揉、摩擦肚臍10分鐘。

6 酉時吃晚飯，喝湯潤腸胃飯

晚餐不把關，疾病找上門

酉時是下午17時～19時。經過一天的忙碌，這個時間段應該是人們下班後開始準備晚飯的時間。可是，有的人從不回家吃晚飯，下班後就開始毫無休止地「應酬」，吃喝幾個鐘頭，才腆著肚子、晃著身子，各回各的家。

也有一些家庭吃飯的時間卻總在八、九點鐘，甚至十點才吃。還有的人加班熬夜後將晚餐和夜宵放在一起，吃完後便倒頭大睡……其實，這些都是不好的生活習慣，久而久之，就很容易引起多種疾病。

●晚餐要早吃

晚餐的時間最好安排在晚上6點左右，即酉時。而8點之後最好就不要再吃任何東西，飲水除外。而且也不要晚餐後很快就睡覺，至少4個小時內不要就寢，這樣以便讓食物充分的進行消化。並且有研究表明，晚餐早吃還可以降低尿路結石病的發病率。

• 晚餐不過晚

不少人常因工作關係，很晚才吃晚餐，而餐後不久，又要馬上上床睡覺。要知道，人在睡眠狀態下血液流速減慢，小便排泄也隨之減少，而飲食中的鈣鹽除被人體吸收，剩下的還須經尿液排出。

人體排尿高峰一般在進食後4～5小時，若晚餐過晚，就會將排尿高峰推遲到午夜，甚至凌晨，此時人睡得正香，一般不會起床小便，這就令高濃度的鈣鹽與尿液在尿道中滯留，與尿酸結合生成草酸鈣。

當草酸鈣濃度較高時，在正常體溫下可析出結晶並沉澱、積聚，從而形成結石。所以，除了平常應多飲水外，還應儘早吃晚餐，將進食後的排泄高峰提前，排一次尿後就可安心睡覺了。

• 晚餐不過飽

「胃不和，臥不寧」。若是晚餐過飽，必然會加重胃腸負擔，其緊張工作的資訊不斷向大腦傳送，就會導致失眠、多夢，久而久之，容易引發神經衰弱等疾病。而中年人若長期晚餐過飽，反覆刺激胰島素大量分泌，往往會導致胰島素B細胞負擔加重，從而誘發糖尿病等。

還有，晚餐過飽，蛋白質必然有部分無法被消化吸收，在腸道細菌的作用下，會產生有毒物質，加上睡眠時腸管蠕動緩慢，相對延長了這類物質在腸道的停留時間，進而有可能引發大腸癌。

●晚餐不過葷

晚餐要精，不要求量大，更不應該大魚大肉。晚餐常吃葷食者的血脂，會比經常吃素食者高出3～4倍。那些患有高血脂、高血壓的人，若是晚餐經常吃葷，等同於「雪上加霜」。晚餐葷食者，體內膽固醇的含量也會增高，過多的膽固醇則會堆積在血管壁上，時間長了就會引發動脈硬化和冠心病。

所以，晚餐一定要儘量偏素，以富含碳水化合物的食物爲主，特別應多攝入一些新鮮蔬菜，要儘量減少過多的蛋白質、脂肪類食物的攝入。

●晚餐不過甜

晚餐和晚餐後都不適宜常吃甜食，糖經消化可分解爲果糖與葡萄糖，被人體吸收後會分別轉變成能量與脂肪。因爲一般晚餐後人的運動量會減少，而運動可抑制糖轉換成脂肪。所以晚餐攝入過多的甜食，會導致體內的脂肪堆積，久而久之就會引發肥胖。

晚餐喝湯，講究多

無論是中餐還是西餐，無論是品嘗豐盛的佳餚，還是普通的家常便飯，湯都是餐桌上的寵物，可謂「無湯不成席」。對於忙碌的人們來說，一日三餐中最有時間享受湯的美味莫過於晚餐，當你在外面工作忙碌了一天，回到家喝上一碗滋味鮮香、營養豐富的湯，感覺肯定是不一樣的。

不過，由於晚餐後，人們的活動量相對較少，所以晚餐喝湯應該適量，中午喝湯可以適量多喝一些，並且做湯的原料宜選用低脂、低糖、低熱量食物，如瘦肉、鮮魚、蝦米、兔肉、冬瓜、絲瓜、蘿蔔、魔芋、番茄、海帶等，以免因晚上食用太多富含熱量的食物，而導致發胖。

那麼，什麼樣的湯品適合晚上食用呢？疙瘩湯就是不錯的湯品，其主角是細膩爽滑的麵疙瘩，在製作時不加鹼，麵粉中的多種營養素可以很好保存。吃疙瘩湯時，連湯帶菜一起食用，也能避免營養素的流失。此外，疙瘩湯很容易被人體消化，熱量適宜，非常適合晚餐食用。

當然，對於經常喝湯的人來說，沒有必要千篇一律，應該根據自己的身體情況有選擇性的喝湯，比如，失眠、膚色暗淡的女性，可以喝蟲草甲魚湯予以滋補；月經失調的女性應用紅棗烏雞湯予以滋補；脾胃不強的人可以用土茯苓甲魚湯補養身體；工作壓力較大的人，可用花旗參甲魚湯滋補身體。

總之，喝湯要因人而異，喝自己適合的湯才是最正確的。不過，任何一種食品所含的營養素都不會很全面，因此，提倡用幾種動物或植物性食品混合煮湯，不但可使味道更加豐富，也可使營養更全面。

那麼，喝湯時應該注意哪些細節呢？

首先，我們來說說喝湯的時間選擇上，進湯時間以飯前20分鐘左右爲好，吃飯時也可緩慢少量進湯，但切忌「狂飲」。

飯前喝湯可潤滑口腔、食道，減少乾硬食物對消化道黏膜的刺激，促進消化腺分泌。飯中適量喝湯也有利於食物與消化腺的攪拌混合，而飯後喝湯會把已被消化液混合好的食糜稀釋，影響食物吸收。

其次，喝湯的溫度不宜太燙，人的口腔、食道、胃黏膜最高只能忍受60度的溫度，超過這個溫度就會造成黏膜燙傷甚至消化道黏膜惡變，一般50度以下的湯更適宜飲用。

最後，不宜將湯與飯食混在一起。很多老年人都習慣這樣喝湯，覺得這樣做可以促進食物的消化吸收，其實恰恰相反。食物在口腔中沒經過唾液酶消化進入胃裡，味覺神經沒有得到充分刺激，胃和胰臟產生的消化液不多，並且被湯稀釋，食物反而得不到很好的消化吸收。

關於喝湯，人們普遍還存在這樣一個誤區，認爲湯水的營養最豐富，湯中的「渣」應棄食，實驗證明，不論你熬得多久，仍有部分營養成分留在「肉渣」中。因此若只喝湯，而不吃「肉渣」是不明智的。

睡眠債，食來補

對於許多中年人來說，白天要緊忙忙碌的工作，晚上還要做家務、交際，甚至有時還需要連續加班，往往不折騰到半夜，休想上床睡覺。睡眠不足已經成爲困擾中年人而且相當普遍的問題，很多人不是不想睡覺，而是沒有充足的時間睡覺，或者躺在床上睡不著，長此以往，就欠下了「睡眠債」。

「睡眠債」造成身心儲備的能力下降，影響工作狀態和生活情緒。許多人依靠喝茶、喝咖啡來提神，這樣做治標不治本，日子一長，也就不管用了。因爲這些物品含有可以興奮交感神經的咖啡因，長期刺激造成體內維生素等大量耗損，反而更容易讓人感到疲憊。

睡眠不足的人，會影響陽氣的蓄積生發，日久就會造成人體內陽氣（精氣）日漸耗損，使身心損害。中醫學認爲「神足不思睡」，所以，睡眠不足的人應該通過填精補益的食療藥膳來改善。下面就給大家介紹幾個改善睡眠不足的常見食療方——

鰻魚山藥粥：鰻魚1條，去內臟，山藥、粳米各50克，各種調料適量。先將鰻魚切片放入碗中，加入料酒、薑、蔥、食鹽調勻醃一下，與山藥、粳米共同煮粥食服，每天1次。該粥具有很強的補益能力，使人精氣充沛，精神旺盛。

參靈甲魚湯：甲魚1隻，宰殺，剖開洗淨，火腿50克，黨參、浮小麥各15克，茯苓10克，靈芝、大棗各6克，蔥、薑各20克，雞湯、鹽各適量。砂鍋內煲透，喝湯吃肉。本方對長期睡眠缺乏，眼圈發黑，體質下降，中氣不足，神疲乏力的人比較適合。

西洋參煲烏骨雞：西洋參20克，烏骨雞1隻，香菇6朵發水攥乾，陳皮5克，再加蜜棗3粒，洗淨後共同煲湯，一、二小時後加入適量食鹽調味即成。喝湯吃雞。本食療適宜長期熬夜，陰液耗散，神疲乏力，口乾食少，頭暈面黃者服食。

除了食用這些藥膳外，人參、枸杞子、蜂蜜等都具有很好的抗疲勞，提神作用。經常熬夜的人，還要注意補充維生素和礦物質，多吃水果、蔬菜。一些抗疲勞的水果，如香蕉、草莓、鮮棗、柑橘、蘋果等，可以消除體內的酸鹼失衡，有利於消除疲勞。

與食補比較起來，有些人認爲保健品的效果更好，特別是一些中老年人更熱中於利用保健品來調節睡眠。服用保健品我們必須有這樣的認識：保健品是補藥，而不是一般的食品，它們在老人體內消化時，需要更多的時間來保證吸收充分。

另外，老人胃腸道功能及消化能力本來就弱，在進入睡眠狀態後更是如此，那麼，在這種情況下，若是服完保健品立即睡覺，就會影響胃腸的消化和吸收，也就很難使其發揮出理想的效果。所以，相比較之下，食補效果更好，更安全。

健康小常識

「早餐吃得飽，中餐吃得好，晚餐吃得少」，被許多人奉為飲食養生的真理，毋庸置疑，其實，這「晚餐吃得少」是應該依據具體情況而定的，不能一概而論。對於已明顯超重或肥胖的人，晚餐適當吃少些，無可厚非。

另外，晚餐要少吃也不適用於兒童。孩子正處於生長發育的旺盛時期，晚餐距離第二天的早上相隔約10小時，雖然說睡眠時不需要補充食物，但孩子的生長發育卻一刻也沒有停止，夜間睡眠時仍需要一定的營養物質。

如果兒童晚餐吃得太少，就無法滿足生長的需要，這勢必會影響到孩子的生長發育。再加上孩子腸胃沒有發育完全，每次不能攝取太多的食物，所以，兒童的飲食應遵循少食多餐的原則。晚餐安排應為熱量少而不是數量少，少食高脂類或不易消化的食物。

對於身體瘦弱的孩子，更應重視晚餐的品質，以提高孩子體質。如果孩子晚上依然感到餓，應適當在睡覺前1小時加餐1次。加餐的食物必須有營養，比如，牛奶、麵包、少許堅果等，避免吃一些太肥膩的食物，或者含鹽含糖較多的零食。

戌時

黃昏，又名日夕、日暮、日晚等：此時太陽已經落山，天將黑未黑。天地昏黃，萬物朦朧，故稱黃昏。晚上七時至晚上九時。

1 戌時笑一笑，百事順

戌時笑，好養「心」

《素問・靈蘭祕典論》說：「膻中者，臣使之官，喜樂出焉。」「膻中」即為心包，位於兩乳之間的正中位置。它包裹並保衛著心臟，使其不受外邪侵入；若有外邪侵入，心包則首當其衝掩護心臟。它好似君主的「內臣」，可傳達君主的旨意。也就是說，它可代心行事，又稱為「心主」，心臟所產生的喜樂情緒就是從這裡發出來的。

那麼，我們該如何照顧好自己的「心主」呢?在每天的戌時，也就是晚上19時～21時，為心包經最旺的時候，可清除心臟周圍外邪，令心臟保持良好的狀態。這個時辰頭腦比較清醒，記憶力也很好，更主要的是這個時間是「喜樂出焉」的時間。

因此，這時「笑」是養「心」的金鑰匙，是打開通往健康的路。這個時間段，一般我們都已經下班，可與朋友或家人一起聊聊天，舒暢自己的心情，開懷地笑一笑。

心包經就是快樂健康之源，所以經常敲心包經對防病養生也是大有益處的。心包經始於胸中心包絡，向下過橫膈膜以聯絡三焦。支脈橫過胸部，入腋下3寸處，再往上行至腋窩，然後從手臂內側向下，入手肘中，沿兩筋之間至手掌，直達中指指尖。

心包可令人高興，當心情鬱悶時，可以做一個簡單的動作——鼓掌，就是兩手互相對擊，啪啪作響。手掌中央有心包經經過，如：大陵穴，它位於手腕內側橫紋中央；勞宮穴位於握拳時中指尖點按之處；中指尖是心包經井穴中沖穴。而小指側有心經通過，大魚際還有肺經的魚際穴，兩大拇指橈側還有肺經井穴少商穴。

因此，鼓掌動作可以振奮心包經、肺經、心經。千萬不要吝惜您的掌聲，給別人以讚許和鼓勵，也可以爲自己帶來歡樂和健康。

還有，我們在面試、參加考試，或者是在其他重要的場合時，常會出現心跳過速、緊張時，可以做這樣一個動作就可以緩解自己的緊張情緒，即握拳振臂爲自己鼓勁加油。因爲當你握拳時，中指尖的中沖穴正好點按在勞宮穴上。這看似平常的動作卻能充分刺激心包經的相關腧穴，激發心包經的能量，讓人心情舒暢、增強信心。

由於心包經可代心行事，所以其功能、病理變化與心基本一致，其脈多血少氣。因此，若此經經氣發生異常變化，就會出現手心熱、胸肋支滿、臂肘攣急、心煩、心痛、心慌、面紅等症狀。出現以上情況，就有必要去醫院做一些相關的檢查。

適當娛樂，享受生活

在上一節，我們講到戌時是心包經當令的時刻，這個時間段應該保持心情愉悅，那麼，晚上適合做哪些娛樂活動，來放鬆自己，享受生活呢？

晚上的娛樂的方式有很多，應儘量選擇輕鬆、舒緩的活動，比如散步、下棋、做家庭遊戲等，最好的放鬆活動莫過於散步了，這種輕度的有氧活動，可以讓人感到身心愉快，散步的時候最好選擇樹木較多的公園，或是河邊，這樣的地方空氣更加清新，而且別有情調。想像一下，帶著另一半和孩子一起手牽著手的散步，是何等的愜意與放鬆，任何的煩惱都會在此時消失得無影無蹤。

散步後回到家，最好就打赤腳，徹底解放雙腳。然後洗個熱水澡，洗完澡後，坐在床上，放鬆兩腿，用手由下至上按摩，能幫助促進新陳代謝，排除毒素。加強腿部柔韌性是防止肌肉僵化的有效途徑。

除了散步外，和家人盡享天倫之樂也是不錯的，一家人圍坐在一起，聊一聊工作中開心的事情，把工作、學習中遇到的難題，說出來和大家一起探討，或者看一些有益的書籍，給大腦充充電，只要不讓大腦過於勞累就可以了。

總之，晚上的娛樂活動不要讓自己過於緊張，否則不僅會使自己感到很疲勞，還會影響心包經的健康。對於這一點，可能很多人並沒有注意太多。有些人喜歡在晚上玩電腦遊戲，甚至玩得很忙，過於刺激的遊戲不僅會影響睡眠品質，而且緊張的情緒很難一時得到緩解。

還有的人喜歡在晚上看恐怖片，把家裡的燈光全關掉，盡享恐怖電影帶來的刺激感，這無疑會造成心情緊張、焦慮、恐懼，特別是對於一些未成年人的影響會更大。

恐怖片中很多場景與現實有聯繫，但又不是現實，很多地方很誇張。未成年人如果對恐怖片上癮，認知易出現偏差，會受到恐怖片的暗示，產生恐懼症。致使一些人一到晚上，就不敢單獨睡一個房間或者夜間去廁所，這種緊張的情緒對未成年人的成長，是非常不利的。

積極調整自我，正確面對壓力

白天在外面忙碌了一天，到了晚上回到家裡，終於可以不用再偽裝自己，把工作遇到的不順心事情，傾囊而出，說給家人或朋友聽。現代人每天都要面對壓力，壓力大了，微笑少了，心裡多了一份負擔，久而久之，很容易發展爲心理疾病，擾亂你的生活，影響你的思維、情緒、行爲，以及你的自我感知方式。

尤其是在戌時心包經當令的時段，心包經「喜樂出焉」，如果經常在這個時段心情鬱悶，這對心包經的影響是非常大的，久而久之，就有可能影響心臟健康。在現實生活中，一個人不可能沒有壓力，壓力其實不可怕，可怕的是我們不能正確面對它，調節它。我們要學會舒緩情緒，排解積累的壓力。

●面對現實

生活是現實而極其複雜的，每個人都有自己的理想與追求，對自己有所要求。但是，這種要求應該建立在實際的、力所能及的基礎上，而不該是盲目的、好高騖遠。有很多壓力、挫折來源於自我目標的難以實現而感到自卑失望，過高的期望只會給人以誤導，認爲自己運氣不佳而終日憂鬱。有些人是「完美主義者」，凡事要求十全十美。可世間萬物本來就是有缺陷的，缺陷美才是眞實的美。

所以，面對現實，需要你自己的生活目標，正確認識自我及外界，在積極向上努力的同時，擁有一顆坦然面對的平常心，才能擁有舒暢的心情。同時，不要對別人要求過高，否則自己的不滿情緒也會越大。做到既不要苛求自己，也不要苛求他人，心中自然就會坦然處之。

●宣洩法

宣洩法是通過宣洩內心的鬱悶、憤怒、悲痛，以減輕或消除心理壓力，避免引起精神崩潰，恢復心理平衡的方法。「喜怒不形於色」不但會增加不良情緒的困擾，還會導致某些身心疾病。所以說，對不良情緒的疏導與宣洩，是自我調節的一種好辦法。

「一份快樂由兩個人分享會變成兩份快樂；一份痛苦由兩個人分擔就只有半份痛苦。」宣洩應是合理的。不可只是簡單的吼吼叫叫，打打砸砸，遷怒於人，找替罪羊，或是發牢騷、說怪話等，宣洩應該是文明、高雅、富有人情味的交流。

也就是說，不要將自己的煩惱、痛苦埋藏在心底裡，那樣只會加劇自己的苦惱，你可以嘗試著將心中的煩惱、憂愁、痛苦、悲哀等，向你的親朋好友傾訴出來，即便他無法替你解決，但是得到他人的同情或安慰、煩惱或痛苦就會減少，這時你的心情就會感到舒暢，該哭的時候就痛痛快快地哭一場，以調整機體的平衡。

●注意轉移法

此法的原理是在大腦皮層產生一個新的興奮中心，通過互相誘導、抵消或是沖淡原來的不良情緒中心。比如：當悲傷、憂愁情緒發生時，先避開某種物件，不去想或是遺忘掉，可以消憂解愁；當與人發生爭吵時，馬上離開此環境，去看電視或是去打球；在餘怒未消時，可以通過運動、娛樂、散步等活動，鬆弛緊張情緒；有意識地轉移話題或做其他的事情來分散注意力，也可使情緒得到緩解。

總之，我們應該多接觸使人歡笑、令人愉快的事物，避免和忘卻一些不愉快的事。

● 交際療法

研究表明，善於與人結交者比喜歡獨來獨往的人在精神狀態上要愉快得多。所以有人說：「朋友乃良藥。」多交朋友，參加公眾活動都可以釋放壓力，緩解不良情緒。

壓力無所不在，我們必須認眞對待壓力問題，同時及時地、適當地通過情緒調節來緩解心理壓力，有人說：壓力就像吹鼓的氣球，如果找不到減壓的出口，氣球就會爆炸，所以，當壓力產生時，你應該爲它找個出口。

健康小常識

壓力是對精神和肉體承受力的一種要求。如果人的精神和肉體能接受壓力的挑戰，那麼壓力就是受人歡迎、有益的。而壓力過大，則會極大地危害身心健康。關於壓力過大給精神上造成的痛苦，大家可能都比較熟悉，比如：沮喪、精神委靡，情緒消沉等等。

那麼，你知道壓力會給肉體上帶來哪些痛苦嗎？我們可以從哪些方面判斷自己承受的壓力是否過大了呢？

牙齦出血：身體長期分泌過量的壓力激素，可能會傷及免疫系統，造成病菌入侵牙齦，如果牙齦經常出血，又找不出其他病態的原因，就有可能是壓力過大造成的。

經期腹痛：壓力過大的女性經期發生嚴重腹痛的機率會增加一倍。

怪夢連連：壓力太大會讓人睡眠品質下降，失眠或者做噩夢。

皮膚瘙癢：壓力刺激神經元能製造發癢的感覺，有的人還會生痤瘡，這是因為壓力會促進你的脂肪分泌腺的活動。

掉頭髮：大多數的人有十萬根頭髮，每天則會掉大概一百根頭髮。如果你一天比這掉的還多，這可能就是壓力所致。

2 戌時放輕鬆，準備入夢鄉

睡前音樂，靜心入睡

隨著人們生活習慣的改變，這個曾經被人們熱中的娛樂活動，已經逐漸被電視、電腦所取代。我們提出這個時間段聽音樂，是有一定道理的。

首先，經常聽音樂，有助於提高免疫力，對身體好處良多。因爲晚上9點左右是身體免疫系統調節的時間，此時身體需要保持一個良好的平靜的狀態，激烈的運動會影響到免疫系統的調節。而音樂釋放的β波可以刺激腦垂體，對免疫系統的調節進行一定的促進，所以說，晚上聽聽音樂可以強化免疫力。

不僅如此，聽些低音波的音可以使心情更加平和、放鬆，有利於緩解白天緊張的工作、生活壓力，讓心情保持愉快，也有利於接下來的睡眠。建議大家晚上最好聽些古典音樂，它屬於低音波音樂，儘量不要選擇節奏感過於強的音樂，這不利於放鬆身心。

其次，欣賞音樂是強度極大的腦力勞動，不過，這個時候只有大腦的右半球在進行著緊張的活動，而左半球卻得到了充分的休息。因此，欣賞音樂不但可以提高學習效率，同時還可培養形象思維能力，而對於創造能力的培養也大有好處。

再者，音樂對於人的身心具有眞眞切切的治療作用，某些音樂獨特的旋律與節奏能降低人的血壓，減慢基礎代謝和呼吸的速度，讓人在受到壓力時所產生的生理反應較爲溫和。比如，用音樂來治療失眠，失眠患者聆聽適合的音樂，可減少安眠藥以及鎮定劑的使用。不過，失眠者選擇的音樂應該是舒緩的，音樂節拍都略等於人類心跳的速率最好。節奏太快或是太慢的音樂，都不適合用來促進睡眠，節奏太快會令人緊張，而太慢則會令人產生懸疑感。

總之，音樂對人類健康有著非凡的意義，有一點需要提醒大家的是，晚上躺在床上聽音樂時，不要用耳機，但音量不要開大了，這樣更有利於睡眠，還不會影響到他人休息。另外，聽音樂的時間無需太長，只要保持聽半個小時以上，就有很好的效果。

睡前按摩，身心放鬆

睡眠同吃飯喝水一樣，是人體最基本的生理需求，長期睡眠不好不僅會影響生活和工作，還可能引起多個內臟器官功能紊亂和免疫功能下降，爲疾病的發生創造條件。但現實生活中，受失眠困擾的人並不在少數，對某些人來說，如何安安穩穩地睡上一覺，甚至成爲一種奢求。

俗話說：「先睡心，後睡眠。」也就是說，睡前要保持心情平靜，不要過分激動和興奮，睡前做一些輕鬆愉快的事情，比如散散步、聽聽輕音樂等等，總之，要讓心情徹底放鬆下來，這對接下來的睡眠才有好處。

睡前放鬆身心要提早進行，不要等到上床了，才想起來，放鬆身心的方法有很多，最好的方法就是夫妻之間在睡覺之前做做保健按摩，一方面可以放鬆身心，另一方面還可以增進夫妻感情，持之以恆，對於促進身體健康也有一定的作用。

•推背

（1）被操作者俯臥於床上，不枕枕頭，頭側向一方，放鬆上肢。操作者立於床邊，面向被操作者的頭部。

（2）操作者雙腿拉開小弓步，雙手五指展伸，並列平放於被操作者背部，手掌與背部貼緊，然後再將腰腿部的力量作用於前臂和掌上，力量適中，向前推出，令背部皮膚肌肉在瞬間隨後掌迅速推移，從上到下，推至腰部。如此推10次。

（3）再令被操作者將頭倒向另一方，依然按上法推10次。

（4）操作方右手握拳，用腕力捶背，力量適中，由上而下捶打數遍就可以停止。

•捏背

（1）被操作者俯臥於床上，暴露出整個背部。

（2）操作者沿脊椎兩旁二指處，用雙手食指和拇指從尾骶骨開始，將皮膚輕輕捏起，然後再將皮膚慢慢地向前捏拿，一直推拿到頸下最高的脊椎部位，這樣算1遍，由下而上連續捏拿4遍爲1次。

（3）第2或是第3遍時，每捏3下須將皮膚斜向上方提起，若是提法得當，可在第二至第五腰椎處聽到輕微的響聲。

（4）用雙手拇指在腰部兩側的腎俞穴上（在第二、第三腰椎棘突之間旁開4.5公分）揉按一會兒，如此每晚做1次。

•觸腋

腋窩部蘊藏著豐富的神經、血管、淋巴結，比如：他人用手觸摸，被觸者會大笑，被專家稱爲「腋窩運動」，夫妻間若行此運動，則更加簡便可行。一方可趁另一方不注意時，輕觸腋窩，令其發笑，或是經常輕撫、輕撓腋窩部，保持笑口常開。

除了以上介紹的夫妻互相按摩的方法外，腹式呼吸和思維按摩也是放鬆身心的最好方法，這兩種方法無需他人幫忙，完全可以靠自己來完成。

•腹式呼吸

安靜地躺在床上，注意你的呼吸節律和深度。不要試圖改變它，只需要維持正常呼吸。在你已經觀察了呼吸節律後，開始更多地用腹部呼吸，減少胸部呼吸。將你的一隻手放在腹部，而另一隻手放在胸部，來感受腹部的起伏，而不是胸部的起伏。

注意：不要呼吸得太深、太慢或是太快，要保持正常的節律，但要用腹部呼吸。在每次呼吸時，要停止半秒鐘呼吸，同時把注意力集中在你的呼吸上。

一旦腹式呼吸和屏氣令你感覺到舒服，那麼就進入下一步吧：在你呼吸的時候，感覺到空氣通過你的上嘴唇或是鼻腔進入體內任何地方，只要你可以感覺到空氣的進出，就將全部的注意力都集中起來，感受新鮮空氣的吸進，以及身體內廢氣的呼出。

●思維按摩

（1）將自己想像成一塊海綿：仰臥於床，完全放鬆，想像自己就是一塊海綿，手臂疲軟而且已經離開了身體，雙腿分開，肩膀完全放鬆，已經什麼都看不見了。將自己的頸部和背部完全陷於床上。閉上眼睛，通過鼻子深深地呼吸。自己的身體就是一塊海綿，軟軟的，從你身邊的環境中像吸水一樣吸收著平靜與安寧。

（2）尋找下降感：想像下降運動是最好的放鬆自己的方法之一。勾畫出你自己就像一片樹葉一樣在下降，或者想像自己在樓梯上，往下滑。你下降得越低，你放鬆得就越深，睡眠也越深。

健康小常識

很多上班族下班回到家之後，大部分時間都是窩在沙發上看電視，很少運動，缺乏運動對於入睡也會有一定的影響，因為適度的疲勞有助於睡眠。所以，我們不妨做做睡前養生操，這更有利於自己輕鬆入睡，擁有一個高品質的睡眠。

旋轉頸部：身體直立，雙臂自然下垂，盡可能地向左、右、前、後伸展頸部。

轉肩：頭保持不動，慢慢地向前轉肩，然後再慢慢地往後轉肩。

雙臂上舉：兩手臂置於頭上，十指交叉，將兩臂緊貼耳部，做最大幅度的手臂上伸運動；然後再十指分開，兩臂於空中自然抖動，完全放鬆上肢肌肉。

站立：兩臂在體前放鬆，甩動並抖動，以放鬆上肢肌肉；然後用手捶打大腿肌肉，再用雙手搓動大腿肌肉，令大腿保持放鬆。

仰臥：雙手托住腰，並努力使臀部和下肢向空中豎起，在空中進行下肢的振動，藉以放鬆大腿肌肉；再屈膝坐於床上，用雙手搓動小腿的「腿肚子」，進而放鬆小腿肌肉。

滾動：在床上或是地毯上，雙手抱膝而坐，然後呈球形前後滾動。球形滾動是放鬆背部肌肉比較安全的方法，可以減輕腰痛的症狀。

亥時

人定，又名定昏等：此時夜色已深，人們也已經停止活動，安歇睡眠了。人定也就是人靜。晚上九時至晚上十一時。

1 亥時燙腳，睡到自然醒

睡前一盆湯，一夜睡得香

亥時，晚上21～23時，又稱爲「人定」，意思就是夜已深，人們要停止活動，該好好休息了。亥時，三焦經最旺。三焦是元氣、水穀、水液的運行之所，人體十二個經脈循行了十二個時辰，而三焦經爲最後一站，它掌管著人體的諸氣，是六氣運轉的終點，是人體氣血運行的要道，若是三焦經通暢，人體內水火交融，陰陽調和，人就不會生病。所以，人在亥時睡眠，百脈可休養生息，對身體十分有益。

在戌時我們講了「睡覺先睡心」，睡前身心放鬆了，排除心裡的雜念，才有助於更好的睡眠。待身心放鬆之後，再燙燙腳，民間流傳——「睡前洗洗腳，勝似吃補藥」。

這種說法是非常有道理的。

中醫認爲，人體的五臟六腑在腳上都有相應的投影，雙腳分布有60多個穴位，占全身穴位的十分之一。如果可以堅持在睡前用熱水洗腳，刺激這些穴位，促進氣血運行、調節內臟功能、舒通全身經絡，便可達到祛病驅邪，益氣化淤，滋補元氣的目的。

所以，在睡前用熱水洗腳能增強機體免疫力和抵抗力，具有強身健體、延年益壽的功效。現代醫學也證明，溫水洗腳一方面可以促進下肢血液循環，幫助運走堆積在肌肉組織中的乳酸等代謝產物，還有利於消除勞累後肌肉酸脹不適，進而恢復體力。

另一方面，溫水的刺激可使下肢血管擴張，大量的血液流向下肢，這樣就可相對減少大腦的血液供應，有利於降低腦細胞的興奮性，有利於大腦由興奮轉入抑制，緩解緊張情緒和改善睡眠。

熱水泡腳看似很簡單，卻有很多講究。首先，保持水溫略高於人體體溫，即最好在38～40度，對於兒童、高血壓、糖尿病人、中風後遺症患者，更要注意水的溫度，防止燙傷皮膚。

其次，泡腳時間要視具體情況而定，老年人一般泡20～30分鐘爲宜，但低血壓的老人或身體虛弱的老人要縮短泡腳時間，一般20分鐘即可。而兒童的皮膚細嫩，浸泡10分鐘左右就行。而中青年人每天泡15～20分鐘即可。另外，泡腳水不要太淺，至少要沒過腳面，當然連小腿一起浸泡，效果會更好。

「春天洗腳，升陽固脫；夏天洗腳，除濕祛暑；秋天洗腳，肺潤腸濡；冬天洗腳，丹田溫灼。」由此可以看出，泡腳的意義是多麼大，並且在人體結構中，腳是最辛苦的，因爲腳支撐著整個人體的重量，所以，我們要善待腳好好地呵護腳。

腳部按摩，按走疾病

足療是近些年隨著人們健康與保健意識的增強，而出現的「新名詞」，眼下，越來越受到人們的鍾愛。足療包括兩個部分：足浴和足部按摩。足浴我們可以通俗地理解爲熱水燙腳，在上一節已經做了簡單的論述，這一節我們主要講一講足部按摩。

按摩足部，不僅能促進全身的血液循環，而且可幫助老年人鬆弛神經和肌肉，有益於心臟和足部正常功能的維護，緩解精神緊張和不良心理壓力。古來不少養生學家由於善待雙足，重視足部的按摩，往往受益匪淺。

所以，人們應該重視足部按摩，如果條件允許，可以請專門的按摩師來按摩，條件不允許也沒有關係，了解基本的按摩常識，我們在家裡也能享受按摩的樂趣。

• 做好按摩前準備

按摩前最好用熱水泡腳，涼了再加熱水，堅持半小時，若是其中能加上針對某種疾病的中藥，效果將會更好。

飯後一小時內不能按摩

飯後一小時內按摩會影響腸胃消化、吸收。在特殊情況下，比如：剛剛赴宴、飲酒過量、朋友聚會、剛洗完澡、身體疲倦以及自我感覺不適應時，最好休息一小時後，再開始按摩。

●力度不可太重

按摩手法的輕重因人而異，因爲每個人對疼痛的敏感度不同，其承受力也不一樣。應以所能承受的最大力度爲重刺激手法，而不要以爲力度越重效果會越好，然後再以中、輕刺激依次遞減。如此，才能達到理想的按摩效果。

●按摩後多喝水

按摩後馬上喝水可使病痛區產生的有毒物質很快地通過尿液、汗液排出體外。因此，在按摩完30分鐘之內，飲上一杯溫開水，可有利於排毒，令你一身輕鬆！

另外，應該注意，並不是所有人都適合進行腳部按摩，患有急性心肌梗塞、急性心律衰竭病人應禁用腳按摩。另外，孕婦要愼用，老人按摩時刺激要輕。

在了解了足部按摩的基本要求之後，我們來說一說如何進行足部按摩。足部按摩，簡便易行，常見的有足三里、三陰交，和湧泉穴等穴道。

湧泉穴是腎經上的一個重要穴位，經常按摩此穴，有增精益髓、補腎壯陽，強筋壯骨之功。湧泉穴位於足底，在足掌的前1/3處，進行沐足後，盤腿而坐，可用雙手按摩或屈指點壓雙側「湧泉穴」，力量以達到酸脹感覺為度，每次50~100下。

三陰交穴是美容穴位，女性朋友經常按摩此穴，可延緩衰老，保持青春永駐，三陰交穴在小腿內側，腳踝骨的最高點往上三寸處，每天晚上用力按揉每條腿的三陰交穴各15分鐘，能保養子宮和卵巢，促進任脈、督脈、沖脈的暢通。女人只要氣血暢通，就會面色紅潤白裡透紅，睡眠踏實。

足三里穴是一個滋補強壯穴位，經常刺激足三里，不但能補脾健胃，促進消化，還能增強機體抗病能力。平時晚上睡前堅持以指關節按壓足三里20分鐘，當有良效。

腳底踩乾坤，健康行萬里

人們常說：「腳底是第二心臟。」其實，更準確的說法應為——「腳底是身體的全部」。因為腳底集合了連結身體的全部器官，我們稱為反射區。足底反射區即為身體整個構造被反射投影，縮小至某一部分，簡單地理解就是頭、內臟、肌肉等身體全部器官，都和腳有密切的關係。

因此，當身體某些部位發生病變時，其腳對應部分也呈現出一定的症狀，按摩和刺激相應的反射區，具有促進局部血液循環，治病強身的作用。但是由於腳底反射區比較複雜，對於沒有醫學背景的人來說，很難記住或者找準反射區。那麼，我們該如何做呢？試試下面的方法，同樣可以起到刺激足底反射區的作用。

●敲擊腳底

這個方法比較簡單，你可以每天晚上臨睡前用拳頭「咚咚」地敲擊腳底，便可以消除一天的疲勞。通過敲擊腳底，給它以適當的刺激，促進了全身的血液循環，增強了內臟功能，迅速恢復精力。

不過，要記得敲擊法要正確。是以腳掌爲中心，有節奏地進行，以稍有疼痛感爲宜。可以盤腿坐在床上或是椅子上，將腳放在另一側腿的膝蓋上，這樣就較容易敲擊。每隻腳各敲一百次，不要過度用力。

●光腳走

光腳走最大的優點是令腳掌心獲得鍛鍊的最好機會。腳掌心是保持人體平衡的重要部位。若是你身體足夠健康，那麼你必定擁有結實的腳掌心。行走時盡可能讓腳心得到刺激，也可以嘗試走走卵石路。

讓5個腳趾保持分開，不黏在一起，可自由地分離和運動，這也是赤腳行走的一大優點。尤其是在大趾和二趾之間留有間隙，可令步履變得輕鬆起來。爲了增進身體健康，在家應該盡可能讓雙腳放鬆，從鞋襪中解放出來，赤腳行走。

・腳底摩擦

不少人每晚總是心事重重或者煩躁不安，躺在床上就是睡不著覺，輾轉反側，睜著眼睛到天亮。由於腳底離心臟最遠，末梢血液循環不暢時，雙腳怕冷，也易患失眠症。失眠時可以將雙腳合攏起來相互摩擦，使血液循環暢通。等腳感到溫暖，便可以在短時間內酣然入睡。

具體方法爲：仰臥在床上，舉起雙腳，然後用勁相互摩擦。若是雙手也同時進行摩擦則效果更好。只要用力摩擦20次，腳部就可感到溫暖，睡意也就慢慢來臨了。

・刷洗腳底

如何令皮膚細嫩、白皙，是女性朋友最關心的事。其實，只要刺激腳底，便可以令皮膚健美。具體方法是在洗澡時用刷子摩擦腳底。因爲通過刷子的刺激，可促進體內相關激素的分泌。時間長了，就能夠使皮膚白嫩起來。

洗刷腳底，不需要專門的刷子。當然，應選用天然纖維製成的刷子，最好不要用化學纖維刷子。因爲天然纖維製成的刷子比較柔軟，就不會損傷腳底了。

• 揉搓腳趾

每個人都希望自己記憶力永遠不衰退，以便可以順利地進行學習和參加考試。而揉搓腳趾就有增強記憶力的作用。

具體方法：可以用手抓住雙腳的大趾做圓周揉搓運動，每天揉搓幾次，每次2～3分鐘。還可用手做圓周運動來揉搓小趾外側，只要在睡覺前揉5分鐘就行了。由於計算能力與小腦有關，而小趾又是小腦的反射區，因此揉搓小趾有助於增強計算能力。

健康小常識

自古以來，我國養生學家都非常重視腳部保健，不僅如此，仔細觀察自己的腳，也能從中發現一些疾病的端倪，下面我們就給大家說說如何從看腳辨健康。

腳和腳趾無毛：這說明循環不暢通，通常是由血管疾病引起的。因動脈硬化，心臟無法把足夠的血供應到腳，就會出現這種現象。

腳掌疼痛：這有可能是糖尿病的主要表現，因為升高的血糖濃度會致腳部神經破壞，表現為由壓力或不小心的摩擦，而引起的刮傷、切傷或刺激。

腳趾稍微下陷，有勺子形狀的壓痕：這是貧血的表現，因為沒有足夠的血紅蛋白引起的。內部出血或嚴重的月經不正常，也可以引發貧血。貧血時，指甲也會出現相同的狀況：顏色和甲床都會呈現蒼白。

寒腳：這種情況以女性為多見，女性對寒冷的敏感度要高於男性。40歲以上的女性，如果有寒腿的現象，有可能是甲狀腺功能不足，因為甲狀腺會調節身體溫度和新陳代謝。此外，循環不暢也是原因之一。

大腳趾突然增大：可能是痛風，關節炎的一種，通常由過多尿酸引起。尿酸通常存在於體溫較低的身體部位，而全身體最涼快的地方莫過於離心臟最遠的大腳趾。

腳指甲厚重、發黃：這是由指甲下面的黴菌感染而引起的。甲癬患者通常毫無知覺，所以會持續好幾年都不會發覺。但是這種感染很快會波及到全部的腳趾甲甚至手指甲，進而導致指甲發出難聞的味道，顏色也會變深。

2 亥時性愛，快樂無限

亥時性愛，最快樂的表達

「陰陽者，天地之道也。」這就是說，宇宙間的萬事萬物都要以陰陽爲法則來分析與認識，這其中也包括我們常說的性愛。性愛是人體陰陽整體觀念的最佳體現。那麼，在這十二個時辰中，哪個時辰過性生活最佳呢？

有人認爲，清晨最好。這時人們經過一夜的休息，體力也已恢復，有較好的精力。也有些人認爲，晚上最好先休息幾個小時，等一覺醒來再過性生活爲最好。這些說法好像都有幾分道理。

不過，我們主張最佳的性愛時間爲亥時，因爲性活動需要付出較大的體力，在亥時行房事後可以立即入睡，這樣雙方都可以得到充分的休息，第二天可以保持充沛的精力，不影響到工作和學習。

另外，在亥時，屬象爲豬，豬是享受狀態，三焦當令，即處於像豬一樣通泰的狀態；而氣血被輪流掌管了一個循環，此時，人體就要進入到一個男女陰陽和合的時期。

到了亥時，在戌時男女之間溝通情愛，「一心一意，心身歡喜」，沒有鬱悶情緒，全身通暢放鬆，三焦此時房事自然可達到心身不二，身體通暢。

性生活是夫婦正常的生理需求，健康和諧的性生活不僅有益情感維繫，而且有益身心健康。但是，不講究性衛生的性生活，必然會導致身心不健康，甚至會危及到生命。因此，每對夫婦都應懂得性生活時要注意的事項——

●保持生殖器清潔

不論男女都要保持外生殖器官的清潔，要注意經常用溫水清潔外生殖器，每次性生活前後，要各自清洗一次。這樣可以有效預防生殖器疾病。性交完畢後，男女方都應立即排尿一次，有利於將性交時跑入膀胱內的細菌排出來，減少感染機會。

●性生活次數應適當

過於頻繁的性生活會影響到健康，健康的青年男女，婚後早期每週有3～4次性生活不算多，但健康較差的人，性生活的時間間隔應該長一些，次數也要少一些，那麼，間隔多長時間進行性愛比較合適呢？

這主要看夫婦兩人的年齡、體質、健康情況，精神心理狀態、感情，以及疲勞程度等因素。一般而言，以性生活後不感到睏倦疲乏，不影響工作學習爲原則。

●不宜進行性生活的情況

和諧性生活有利於健康，但有些情況是不宜進行性生活的，如：勞累期間不宜性生活，在雙方或一方感到勞累時，要適當休息，讓精神和體力得到恢復。如果勉強進行性生活，就會影響到次日的工作、學習。

患病期間也應該停止性生活，特別是夫婦一方患的是急性期，或患有急性感染性疾病，應暫時停止性生活，因疾病本身已使身體受到損耗，性生活會進一步消耗體力，使身體抗病能力降低而導致病情惡化，尤其某一方有傳染性疾病時，還可能把疾病傳給對方。此外，在女性的特殊時期也應該禁止性生活，比如：月經期要禁止性生活、妊娠期要慎行性生活，以及產褥期也不應有性生活。

性愛我做主，年紀大了也要多親熱

古人云：「食、色，性也。」性就像吃飯一樣，是人類的一種本能，是生理和心理的需要。性生活是人類生活中的重要組成部分，是人們身心健康、延年益壽、夫妻恩愛所不可缺少的。

因此，只要是正常人，人人都有對性的渴望。然而，由於受「節精養生」、「一滴精十滴血」等錯誤思想的影響，一些老年人本來性生活正常，卻停止了房事。

其實，這樣做反倒不利於健康，老年人若沒有性生活，其結果是使睪丸、卵巢、腦垂體前葉的促性腺功能都會下降，雄性或雌性激素分泌減少，從而加速衰老的進程。

我國傳統醫學對禁欲不利於身心健康，也早有論述。古代的養生書《三元延壽參贊書・欲不可絕篇》曰：「黃帝曰：一陰一陽之謂道，偏陰偏陽之謂疾。又曰：兩者不知，若春無秋，若冬無夏，因而和之，是謂聖度。聖人不絕和合之道，但貴於閉密以守天眞也！」

這句話的意思是說，陰陽對立統一是自然界普遍規律，在一般情況下，陰陽是平衡的，人體也必須維持平衡，才能保證健康。如出現陰陽偏盛偏衰，就會生病。適度的性生活乃是調和陰陽的有效措施。

人進入老年期後，雖說性器官會逐漸老化衰退，但性功能並不會消失，由於性器官的衰退，可能會在性生活品質上有所影響，不過，通過一些小小的措施，就可以改善這種情況的。老年人在保持性功能方面應該注意以下問題——

●優化性環境

老年人應調適自己的審美情趣，加強性文化修養，採取不同的方式優化家庭的性環境。生活在愉悅的環境中，不僅有利於提高生活情趣，還可促進夫妻間性生活的美滿。

●尋找新的性愛方法

一些小小的變化就能很好地改善性生活的品質，例如：選擇精力最充沛的時間，如早晨睡醒後進行性生活；千萬不要選擇晚上精疲力竭，或是半夜困頓的時候；選擇新的地點和方式，也能使性生活變得多姿多彩。另外，要儘量延長前戲的過程，甚至是在性愛前幾小時就開始鋪墊，以充分喚起彼此的性欲。

•加強鍛鍊

老年人應根據自身情況選擇適宜的鍛鍊專案，堅持運動，增強體質。在進行全身鍛鍊的同時，要有意識地加強恥骨尾骨肌，其具體方法敘述如下——

自然站立，呼吸均勻，慢速收縮與放鬆肛門，剛開始鍛鍊時，可用力收縮肛門及會陰部肌群3秒鐘，放鬆3秒鐘，漸漸延長到10秒鐘。快速收縮與放鬆肛門，交替進行持續2分鐘。每天堅持做一百次，久而久之，可促進生殖器官的血液供應，這樣有助於性快感的建立。

•合理進補

老年人應注意膳食平衡，保證滿足身體對各種營養素的需求，身體好性功能才旺盛。老年人也可適當選擇藥物進補，如人參、枸杞、海狗腎，以及補腎壯陽的中成藥。至於如何服用則應在醫生的指導下進行。

此外，老年人需要有規律的生活，勞逸結合，弛張有度，保證睡眠；不酗酒，不吸煙。最重要的是要保持良好的心態，許多人認爲自己老了，身體機能退化了，外型也變得醜陋，性功能大不如前等，這些雖是事實，但不是全部，更不該成爲阻礙老人享受性的「攔路虎」。

關愛自己，安全性愛

一場歡愉的性愛，既能增加夫妻感情，又能促進健康，可以說，性愛是一項有益於身心的運動。然而，女性在享受性愛的同時，常常會被一個重要的問題困惑，這次做愛會不會懷孕呀？這樣的心理困惑常會影響性愛的愉悅程度，久而久之，甚至會影響到夫妻感情。

另外，意外懷孕對於女性來說實在太可怕了，人工流產手術臺上的恐懼與無助，是噩夢中的噩夢，對女人的傷害不僅是身體，更多的是心靈上的折磨。所以說，安全的性愛對女性來說太重要了。那麼，女人應該如何安全地享受歡愉的性愛呢？

•正確使用保險套

作爲女性，應該學會好好地保護自己，性愛時，應主動要求對方正確使用保險套，儘管有相當一部分人表示可以接受做愛時不使用保險套，但是保險套的防病、避孕雙重功效，無疑使它成爲專業人士最爲推崇的避孕用具。

不過，有一小部分人可能會對乳膠過敏，這類人群最好挑選使用普通藥店就可以買到的聚氨酯材質的保險套，將會是上上之選。

保險套的種類很多，近些年，各式各樣的情趣保險套相繼問世，色澤上五彩繽紛，味道上果香各異，樣式上功效不同，五顏六色的、果味的、螺紋的、超薄的、凸點的、夜光的……那麼，如何選擇保險套呢？最重要的一個原則就是要適合自己！

比如，男女雙方體質敏感、易過敏的不宜使用彩色型、果味型及夜光型和延時型，因爲這類保險套多含有藥物及化學成分，容易成爲過敏源。

當然，對於妻子性冷淡的丈夫來說，不妨考慮使用凸點型和螺紋型，可以增強對女性生殖器的敏感刺激，提高妻子的興奮度。

●口服避孕藥

避孕，是求安全還是求便利舒適？很多年輕女性會選前者，而對更有經驗的女性而言，便利舒適與安全性一樣，是她們在避孕方式的選擇上，需要考慮的「關鍵因素」。口服避孕藥是舒適度最高的避孕方式之一，一杯清水加上一片藥，就可以享受毫無隔閡的性生活，多麼方便，多麼舒適。

如今，新一代的短效避孕藥通過成分的改進，已有效改變了老一代避孕藥的副作用，如導致發胖、長痤瘡、毛髮增多等，並且對胎兒的發育毫無影響，也就是說，只要身心各方面都準備好了，準備要一個寶寶，停藥後馬上就可以妊娠。

不過，在此需要澄清一個誤會的是：很多女性嫌每日服用避孕藥麻煩，喜歡事後彌補，即經歷了性事之後，才緊急服用避孕藥。事實上，這種做法是沒有效果的。

幾乎所有的緊急避孕藥，都是通過對排卵和子宮內膜抑制而起作用的，因此，在同一月經週期內連續、多次服用它，會增加月經紊亂的發生機率，增加避孕的失敗率。也就是說，緊急避孕藥偶爾使用還是可以的，可千萬不要過於頻繁使用。

●安全期避孕

安全期避孕也是非常舒服的避孕方式之一，最受男性歡迎，因爲可以在習慣於各種「嚴防死守」的避孕措施之餘，享受到一種伊甸園裡才有的樂趣。

然而，很多女性在陶醉於它的「無障礙接觸」的快意之餘，卻始終對它的安全性忐忑不安，總擔心會有「漏網之魚」，她們的這種緊張心態會一直持續到「好朋友」如期而至，才會結束，如果「好朋友」有些遲到，便會驚恐不安。

那麼，是不是說安全期避孕就不可靠呢？那倒不是，安全期避孕的失敗率爲20%，而導致這一失敗的原因有很多，如月經不規律，生活環境變化，工作壓力增加等，都會造成安全期紊亂，但這一紊亂不一定發生在每個人身上。

以上介紹的幾種避孕方法，是非常安全、簡單，而不會對女性造成傷害的避孕方法，雖然子宮內避孕器、結紮避孕也可以達到避孕目的，但會對女性身體造成一定傷害，最好不要選擇這種避孕方法。

健康小常識

女性外陰不僅是性交的器官，而且是分娩的出口，對於女性的身體精神健康都有著重要的關係，由於外陰所處的部位特殊，與尿道、肛門接近，極易遭受尿液、經血甚至糞便污染，使外陰疾病發病率增高。所以，保持外陰部的衛生乃是預防疾病發生的重要措施。

保持外陰部的衛生要從生活中的細節做起，當你去上廁所時，最好用面紙將馬桶上的尿滴擦拭乾淨，以免給你帶來不舒適感及疾病的傳染。上「大號」後，應由前往後擦拭肛門，這樣可預防細菌侵入陰道造成感染。最好的做法是用沖洗的。

在經期，要注意經常更換衛生棉，一天至少四次，這期間要比平常要更勤於淋浴。最好避免使用硬性肥皂、爽身粉、潤膚液，因為其中的成分很有可能導致陰道感染。現在還流行使用陰部除臭劑或是陰道灌洗器，其實這些東西沒有必要，若是使用不當恐怕還會更有問題。

另外，有很多人，尤其是女孩子，特別在意自己的身體會有味道，也深怕伴侶會因此而嚇跑。其實，這也是錯誤的觀念，健康的陰道確實有著獨特的氣味，特別是激起性欲的時候。這並不是骯髒的，也沒有什麼不對，甚至還有吸引異性的作用。

3 亥時開開窗，夜裡睡得香

開窗通風，百病滅蹤

亥時是準備睡覺的時候了，很多人在這個時候結束了一天的活動，爲即將到來的睡眠做準備。在睡覺之前，還有一個重要的準備工作——開窗通風。人們一定要養成睡前、睡醒後開窗通風的習慣。

我們知道，一個人的生活至少有50％的時間是在室內度過的，室內工作者在室內的時間就更長了，甚至可以達到90％以上。所以，室內空氣與人體健康的關係非常密切。

根據環境保護部門的測定，空氣污染最嚴重的地方並不是一般工廠、馬路，而是人們的居室。

正常人每分鐘要呼吸16～18次，在呼出的氣體中二氧化碳占4％，加上空氣中本身就含有一定量二氧化碳，如居室內二氧化碳總含量達到5％，人就會發生窒息。所以，緊閉門窗的居室，總有一股怪怪的氣味，這就是氧氣不足的表現。長期生活在這樣的環境，人體就會因氧氣的缺乏而表現出頭暈、頭痛、心慌、疲乏等。

另外，做飯、取暖時燒煤產生的一氧化碳、二氧化碳等有害氣體，以及黏合劑、油漆家具等散發出的甲醛，磚塊、牆壁、混疑土、自來水中散發出來的氡和浮塵中的微生物，這些都威脅著我們的健康；若屋內再有人吸煙，那情況可就更糟了。

如果緊閉門窗一天，到了晚上空氣品質是最差的時候，而接下來人們馬上就要進入睡眠狀態，在這樣空氣品質較差的房間裡睡一晚上，第二天早晨就會感到頭暈眼花，從而影響工作狀態和效率。

改變不良習慣，睡出健康

睡眠或覺醒是正常的生理過程，它不是人爲能完全自主控制的活動，而是一個被動過程。它不像人體某些活動可按人的意志，說來就來，要止則止。所以，很多失眠的人深陷在痛苦的深淵，難以自拔。

導致失眠的因素有很多，不可否認的是，很多人失眠是因爲不良的睡眠習慣引起的，改變這些不良的睡眠習慣，對於提高睡眠品質，擁有健康睡眠都是非常重要的。看看下面不良的睡眠習慣，你是否也有呢？

●穿胸罩入睡

胸罩對乳房起保護作用，但乳房也需要適時的解放，因爲長時間穿著胸罩會影響乳房的健康，尤其是晚上穿著胸罩入睡，易誘發乳腺腫瘤。

研究發現，每天戴胸罩超過17小時的女生患乳腺腫瘤的危險，與短時間戴胸罩或不戴胸罩者相比，要高出20倍以上。這是由於乳房長時間受壓，淋巴回流受阻，而有害物滯留於乳房的結果。

●佩帶飾物入睡

愛美是女性的天性，而佩帶飾物更能彰顯女性的個性。不過，到了晚上休息的時候，我們還是遠離飾物的好，如果在睡覺時沒有摘卸飾物的習慣就會對健康造成影響。

首先，某些飾物是金屬的，長期對皮膚磨損，會在不知不覺中會引起慢性吸收以至蓄積中毒，比如鉛中毒等。其次，一些有夜光作用的飾物會產生鐳輻射，量雖然微弱，可長時間的積累會導致不良的後果。再者，帶著飾物睡覺會阻礙機體的循環，不利於新陳代謝，這也會造成佩帶飾品的局部皮膚容易老化。

●帶妝睡覺

很多人在過於勞累時往往簡單地洗一把臉，或者倒頭就睡，第二天起床才發現臉上油乎乎的，甚至長出了一些小痘痘。你知道嗎？這都是不卸妝帶來的皮膚危害。

睡覺前不卸妝，皮膚上殘留的化妝品堵塞毛孔造成汗腺分泌障礙，不但易誘發粉刺，並且時間長了還會損傷皮膚，令其衰老速度加快。

●睡覺姿勢

不良的睡姿也是導致失眠的一個很重要因素，常見的不良睡姿主要有以下幾種——

枕頭過高：從生理角度來講，枕頭應以8～12公分爲宜。若枕頭太低，很容易造成「落枕」，或是因流入頭腦的血液過多，而造成次日頭腦發脹、眼皮浮腫；若枕頭過高，又會影響呼吸道暢通，易打呼嚕，並且長期高枕，易導致頸部不適或駝背。

枕著手睡：睡時若雙手枕於頭下，除了會影響血液循環、引起上肢麻木酸痛外，還容易導致腹內壓力升高，久而久之還會發生「返流性食道炎」。

蒙頭睡覺：由於天冷，很多人害怕頭部著涼，就喜歡用被子蒙著頭睡覺，卻不知蒙頭而睡，以被蒙面睡覺容引起呼吸困難，而著棉被中二氧化碳濃度升高，氧氣濃度不斷下降，時間一長，就會導致缺氧，易做噩夢，醒後還會感到頭暈、乏力，委靡不振。

●相對而睡

有的家人，比如夫妻、母女等，常常相對而眠，但這種非常親密的睡覺姿勢是不可取的。因爲這樣會導致一方吸入的氣體大多是對方呼出的廢氣，而大腦缺少新鮮的氧氣或是氧氣供應不足，也容易造成失眠、多夢，在醒後頭暈乏力，精神委靡等。

另外，由於每個人的睡覺習性不一樣，蹬腿，拉被子，打呼嚕等，也容易造成被子滑落，感冒著涼，以及影響睡眠。

●微醉入睡

隨著生活方式的改變，現在很多年輕女性的夜生活較爲豐富，常常會伴著微醉入睡。醫學研究表明，在睡前飲酒入睡後容易出現窒息，一般每晚在2次左右，每次窒息大約10分鐘。長期這樣，人容易罹患心臟病及高血壓等疾病。

●睡前生氣

很多夫妻勞累了一天之後，習慣在晚上交流感情、家庭生活中的問題，有時常會因言語不和，或觀點不一而大動干戈，這種行爲是非常不好的。在睡前若生氣發怒，會導致人心跳加快，呼吸急促，思緒頻繁，以致難以入睡，失眠。

俗話說，細節決定成敗，對於睡眠來說，一個不良的睡眠習慣，也有可能讓你噩夢連連、輾轉反側難以入睡哦！

健康小常識

經常聽到有人說，昨晚沒睡好，做了一個晚上的夢。俗話說：「日有所思，夜有所夢」，人們往往有種誤解，認為做夢多了，睡眠品質就差，對身體不好，其實，最近的研究證明，做夢並不會妨礙睡眠。

睡眠是一種具有固定節奏的運動，分為熟睡和淺睡兩種。夢經常在淺睡時發生，約每隔一個半小時，就會由熟睡轉為淺睡一次，此時就可能做一次夢。關於做夢的內容，多數屬於不愉快的性質，其中大部分又與日常生活有關。

細心的人會發現，人在睡眠時，眼球也會動，這有可能是因為做夢。而眼球轉動對大腦發育非常重要，所以，做夢對大腦的發育和成熟是有益的。相比較之下，嬰兒和兒童在睡眠中，眼珠轉動的次數最多，而老年人、智慧有缺陷的人，睡眠時眼珠轉動的時間最短。

不僅如此，做夢也是緩解壓力的一種方式，研究發現，很少做夢的人，容易激怒，煩躁不安，情緒變化不定，對緊張狀態的耐受力較差。所以說，做夢是睡眠中一個有價值的部分，對人體健康並無妨礙，而且是非常重要的。

〈全書終〉

國家圖書館出版品預行編目資料

十二時辰養生指南／月望西樓 著，初版
新北市：新視野 NewVision，2024. 03
面；　公分--
ISBN 978-626-97656-8-3（平裝）
1.CST：中醫2.CST：養生
413.21　　112022129

十二時辰養生指南

作　者　月望西樓

策　劃　周向潮
出 版 人　翁天培
出　版　新視野 New Vision
製　作　新潮社文化事業有限公司
電話 02-8666-5711
傳真 02-8666-5833
E-mail：service@xcsbook.com.tw

印前作業　東豪印刷事業有限公司
印刷作業　福霖印刷企業有限公司

總 經 銷　聯合發行股份有限公司
新北市新店區寶橋路 235 巷 6 弄 6 號 2F
電話 02-2917-8022
傳真 02-2915-6275

初版　2024 年 06 月